生物技术科普绘本
人体免疫学卷

人体王国保卫战

新叶的神奇之旅 I

中国生物技术发展中心　编著

科学顾问　王福生

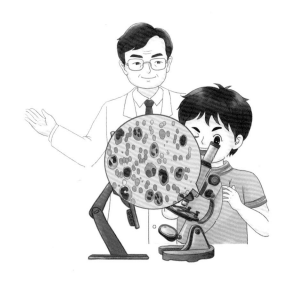

科学普及出版社

·北京·

图书在版编目（CIP）数据

人体王国保卫战：新叶的神奇之旅. 全5册 / 中国生物
技术发展中心编著. —北京：科学普及出版社，2020.1

ISBN 978-7-110-10013-4

Ⅰ. ①人… Ⅱ. ①中… Ⅲ. ①免疫学－少儿读物
Ⅳ. ①R392-49

中国版本图书馆CIP数据核字（2019）第228681号

策划编辑	秦德继　符晓静　王晓平
责任编辑	符晓静　王晓平　肖　静
封面设计	朱　颖
封套设计	赵义文
设计制作	北京中科星河文化传媒有限公司
责任校对	张晓莉
责任印制	徐　飞

出　　版	科学普及出版社
发　　行	中国科学技术出版社有限公司发行部
地　　址	北京市海淀区中关村南大街16号
邮　　编	100081
发行电话	010-62173865
传　　真	010-62173081
网　　址	http://www.cspbooks.com.cn

开　　本	787mm×1092mm　　1/16
字　　数	235 千字
印　　张	20.5
插　　页	6
版　　次	2020年1月第1版
印　　次	2020年1月第1次印刷
印　　刷	北京博海升彩色印刷有限公司
书　　号	ISBN 978-7-110-10013-4 / R·880
定　　价	198.00 元（全5册）

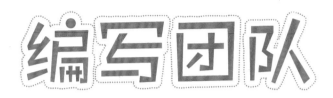

参编单位

解放军总医院第五医学中心
国家感染性疾病临床医学研究中心

编写人员（按姓氏笔画排序）

王文鑫	王红胜	王秀雯	卢姗	冯勇	曲芮
朱敏	乔菲	刘伶	刘凯	孙燕荣	李元元
李华杰	李苏宁	李治非	杨喆	吴逢英	张超
张鑫	张一平	张大璐	张纪元	陈正一	武瑞君
金磊	胡伟	胡瑛瑛	施明	敖翼	夏鹏
徐若男	黄鑫	曹文静	渠天欣	焦艳梅	谢云波
廉方	濮润				

引子

　　新叶和王教授一觉醒来以后，突然发现自己变小了，而且他们可以凭借变小的身体进入人体内部，于是他们开始了人体内的神奇之旅。在旅行之中，他们看到了人体内的免疫细胞是怎样工作的，同时也结交了许多免疫细胞朋友，必要的时候也为免疫细胞提供帮助，帮助免疫细胞保卫人体的健康。在某次聚会之后，王教授和新叶醒来发现自己又回到了人体外的宏观世界，并且拥有了变大变小的能力。从此，他们穿行在人体内外，向大家展示免疫细胞是如何保卫人体健康的。

扫码看视频
精彩早知道

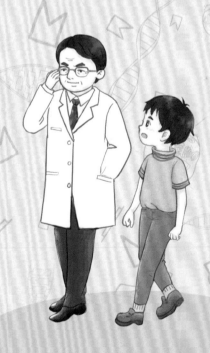

造血干细胞
分化发育示意

文 / 廉 方 胡 伟
图 / 朱航月

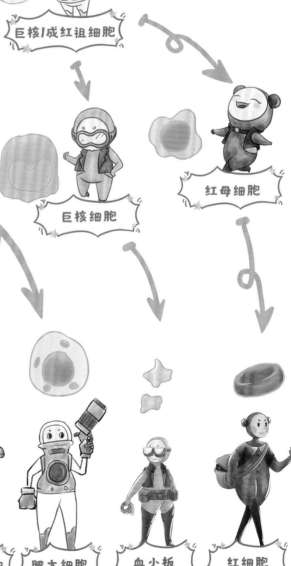

髓样干细胞

巨核/成红祖细胞

巨核细胞

红母细胞

中性粒细胞　嗜酸性粒细胞　嗜碱性粒细胞　肥大细胞　血小板　红细胞

人体王国图解

文/廉方 胡瑛瑛 胡伟
图/赵义文

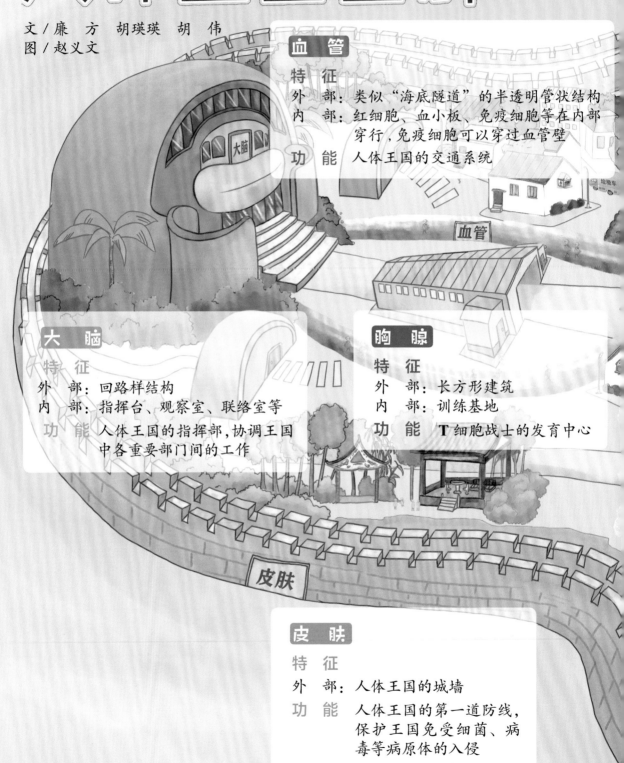

血管

特　征
外　部：类似"海底隧道"的半透明管状结构
内　部：红细胞、血小板、免疫细胞等在内部
　　　　穿行，免疫细胞可以穿过血管壁
功　能　人体王国的交通系统

大脑

特　征
外　部：回路样结构
内　部：指挥台、观察室、联络室等
功　能　人体王国的指挥部，协调王国
　　　　中各重要部门间的工作

胸腺

特　征
外　部：长方形建筑
内　部：训练基地
功　能　T细胞战士的发育中心

皮肤

特　征
外　部：人体王国的城墙
功　能　人体王国的第一道防线，
　　　　保护王国免受细菌、病
　　　　毒等病原体的入侵

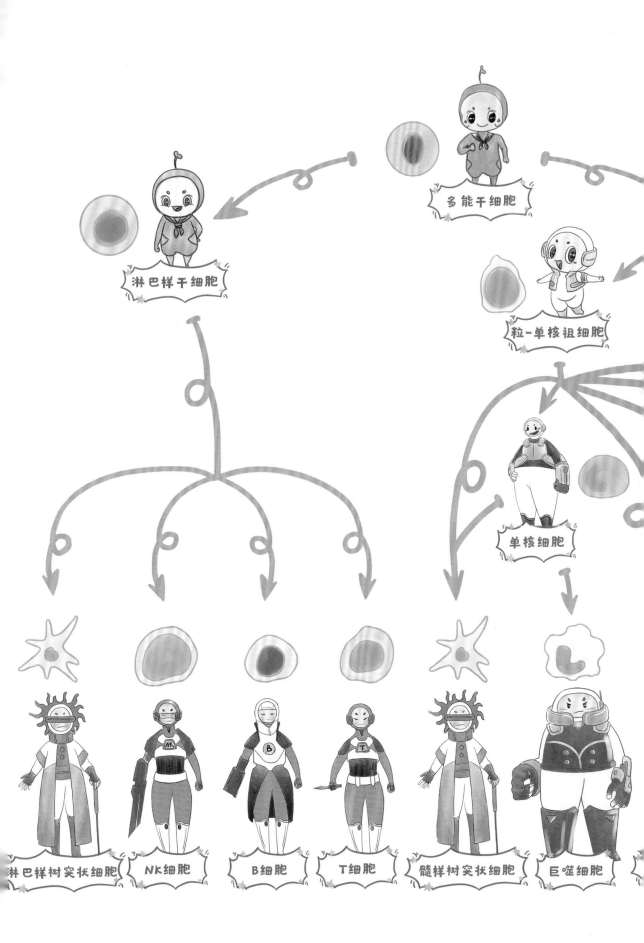

多能干细胞

淋巴样干细胞

粒-单核祖细胞

单核细胞

淋巴样树突状细胞　　NK细胞　　B细胞　　T细胞　　髓样树突状细胞　　巨噬细胞

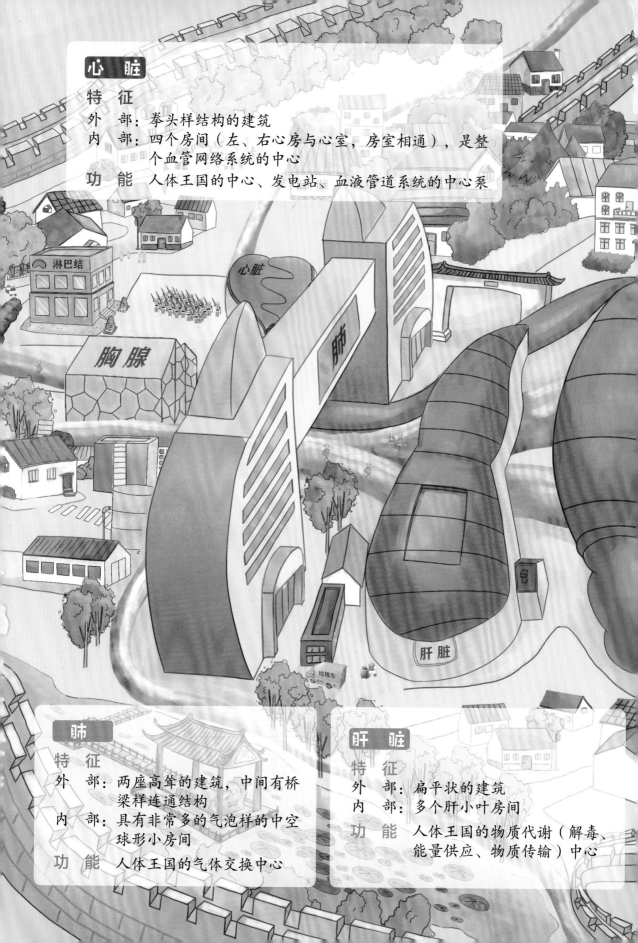

心　脏

特　征

外　部：拳头样结构的建筑

内　部：四个房间（左、右心房与心室，房室相通），是整个血管网络系统的中心

功　能　人体王国的中心、发电站、血液管道系统的中心泵

肺

特　征

外　部：两座高耸的建筑，中间有桥梁样连通结构

内　部：具有非常多的气泡样的中空球形小房间

功　能　人体王国的气体交换中心

肝　脏

特　征

外　部：扁平状的建筑

内　部：多个肝小叶房间

功　能　人体王国的物质代谢（解毒、能量供应、物质传输）中心

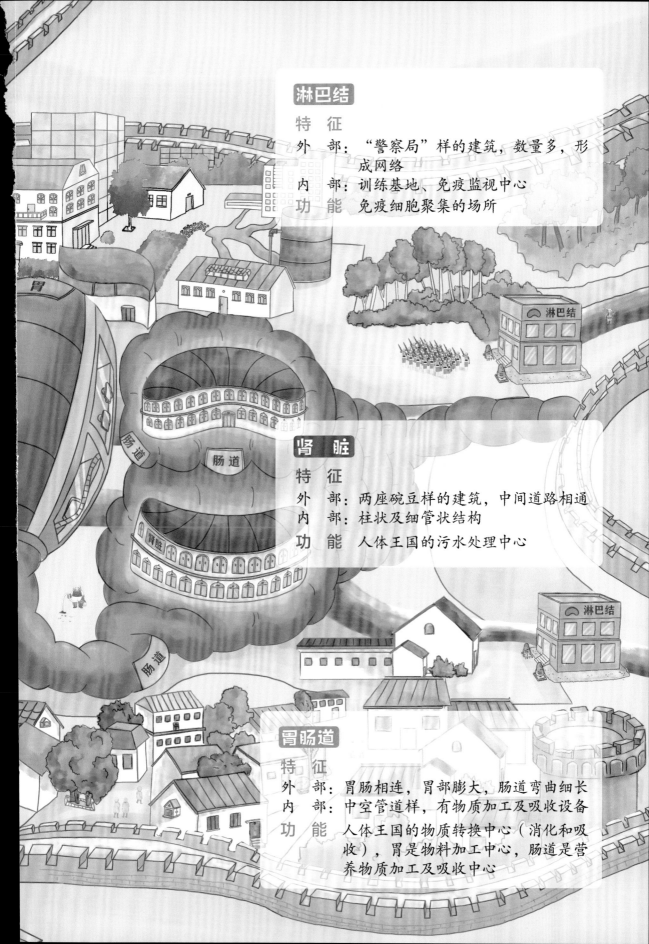

淋巴结

特　征

外　部：“警察局”样的建筑，数量多，形
　　　　成网络
内　部：训练基地、免疫监视中心
功　能　免疫细胞聚集的场所

肾　脏

特　征

外　部：两座碗豆样的建筑，中间道路相通
内　部：柱状及细管状结构
功　能　人体王国的污水处理中心

胃肠道

特　征

外　部：胃肠相连，胃部膨大，肠道弯曲细长
内　部：中空管道样，有物质加工及吸收设备
功　能　人体王国的物质转换中心（消化和吸
　　　　收），胃是物料加工中心，肠道是营
　　　　养物质加工及吸收中心

小丑八怪们

图 / 朱航月　王佳易

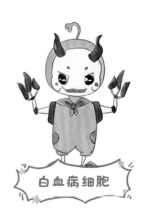

白血病细胞

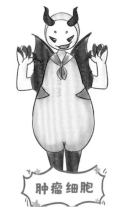

肿瘤细胞

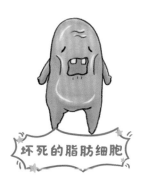

坏死的脂肪细胞

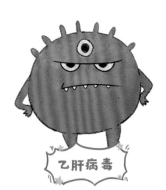

乙肝病毒

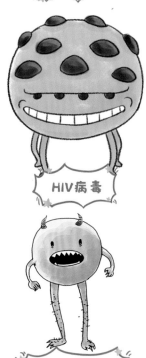

HIV病毒

肺炎链球菌

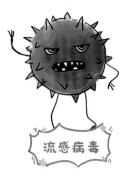

流感病毒

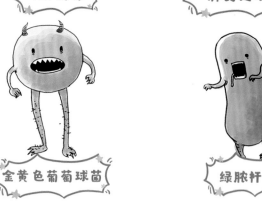

金黄色葡萄球菌

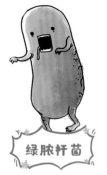

绿脓杆菌

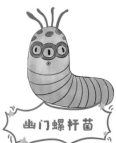

幽门螺杆菌

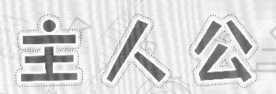

主人公

王教授

王教授是一位德高望重的医学科学家，他和他的团队在临床医学和免疫学等领域均有很深入的研究，为守护人类健康一直在不懈努力。他和蔼可亲，非常喜欢小朋友，经常帮助新叶解答疑问，带领大家去探索奇妙的人体王国世界，帮助免疫细胞战士们消灭入侵的怪物，维护王国安全。

新叶

新叶是一名勤学好问的儿童科学家。一个偶然的机会，他拥有了一个特异功能，能将自己的身体变小进入人体内部，人体内的很多细胞都和他成了好朋友。新叶也对这个全新的微观世界充满了好奇，在王教授的带领下开启了人体王国的探险之旅……

新叶的小伙伴

昵 称：**小喵**

学 名：红细胞

装 备：装有氧气（O_2，红色球）
或者二氧化碳（CO_2，紫
色球）的背包

功 能：负责运送氧气和部分二氧化碳。它
就像人体王国中的快递员一样，在
血管内不停地奔波。

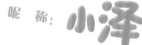

昵 称：**小泽**

学 名：血小板

装 备：工具箱

功 能：具有促进凝血的功能。它是人体
王国的修理工，经常在伤口处修
修补补，神奇的工具箱里装着修
理工具和网状的胶带。

昵　称：**乐乐**

学　名：人体组织细胞

功　能：特指组成人体器
官的普通细胞，
维持器官功能。

昵　称：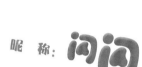

学　名：中性粒细胞

武　器：普通的手枪

功　能：拥有数量上的优势，能迅速锁定
病原体，对其进行吞噬、杀伤和
清除。它是人体王国的巡逻兵，
身手敏捷。

昵　称：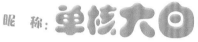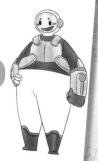

学　名：单核细胞

武　器：功能强大的手套装备

功　能：负责在血管通路内巡逻，能够识
别和吞噬入侵的病原体。它长得
白白胖胖，身材魁梧。

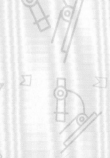
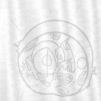

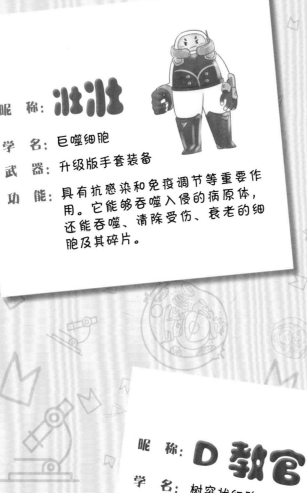

昵　称：**壮壮**

学　名：巨噬细胞

武　器：升级版手套装备

功　能：具有抗感染和免疫调节等重要作
用。它能够吞噬入侵的病原体，
还能吞噬、清除受伤、衰老的细
胞及其碎片。

昵　称：**D教官**

学　名：树突状细胞（DC细胞）

武　器：危险信号探测器

功　能：能够侦察到敌人的抗原信息，并
呈递给T细胞战士，协助开启T
细胞战士的战斗功能。它是人体
王国中的侦察兵和通信兵，是功
能最强的抗原提呈细胞。

昵 称：**小 T**

学 名：T 淋巴细胞（T 细胞）

武 器：激光短剑

功 能：能够杀伤肿瘤细胞以及被病毒感染的细胞，是病毒怪物、肿瘤怪物的克星。它在淋巴细胞中数量最多，是经过特训的特种部队战士，装备先进的杀伤性武器。

昵 称：**小 B**

学 名：B 淋巴细胞（B 细胞）

武 器：抗体炮弹发射臂

功 能：在接收到敌人的抗原信号后，可以发射抗体炮弹辅助其他免疫细胞战士，在清除病毒怪物、肿瘤怪物方面发挥重要作用。它是人体防御部队中的炮兵。

昵 称：**小 K**

学 名：NK 细胞

武 器：鳄鱼钳

功 能：能够识别和直接杀伤被病毒感染的细胞和癌细胞，和 T 细胞、B 细胞组成淋巴细胞。它是人体王国的正义战士，反应迅速、身手敏捷，时刻保护细胞居民的安全。

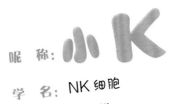

小丑八怪们

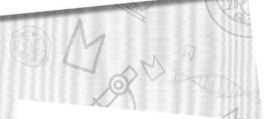

昵　　　称：**绿脓怪**

学　　　名：绿脓杆菌

分　　　布：广泛存在于自然界

致病特性：它是伤口感染中较常见的一种细菌，攻击力和防御力较低。

昵　　　称：**丑黄**

学　　　名：金黄色葡萄球菌

分　　　布：广泛存在于自然界

致病特性：它是人类感染中最常见的致病菌，可引起局部化脓感染，甚至败血症、脓毒症等全身感染。

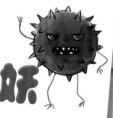

昵　　　称：**流感小妖**

学　　　名：流感病毒

分　　　布：广泛存在于自然界

致病特性：主要通过空气中的飞沫传播，也可发生类似"禽流感"的跨种传播，易发生变异；主要入侵人体呼吸道上皮组织细胞，并在宿主细胞内复制增殖，容易造成群体性感染。

昵　　称：**链球怪**

学　　名：肺炎链球菌

分　　布：广泛存在于自然界

致病特性：可引起大叶性肺炎、脑膜炎、支气管炎等疾病。

昵　　称：**居民小叛徒**

分　　布：全身各处都有可能出现

特　　征：变异或者被病毒感染的人体组织细胞，能够造成器官损伤。

昵　　称：**肿瘤怪物**

学　　名：癌细胞

分　　布：全身各处都有可能出现

致病特性：具有很强的增殖能力和迁移性，如果不能得到很好的控制，最后会形成癌症病灶，威胁人的生命。它是变异的细胞。

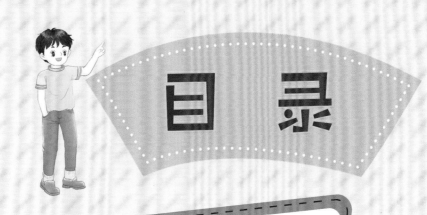

目 录

人体的三道防线

文/廉 方

图/赵义文　王佳易　朱航月　纪小红

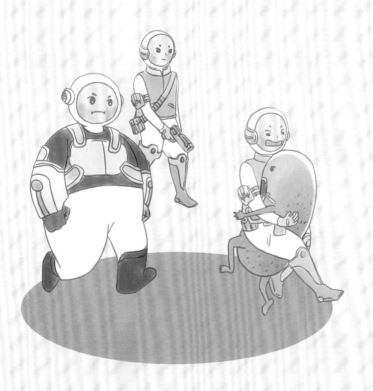

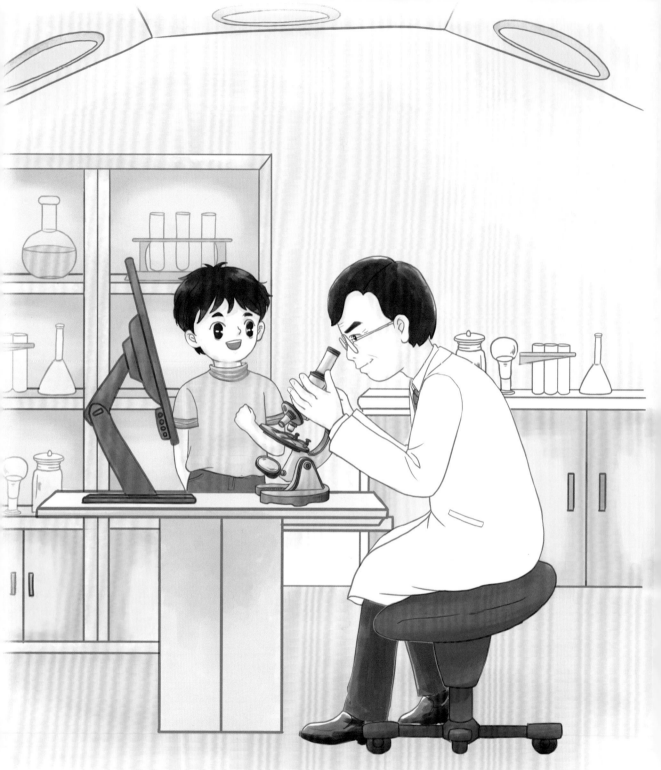

新　叶：王教授，您在看什么啊？

王教授：新叶来了，我在观察人体内的免疫细胞，研究如何让它们更好地保护咱们的身体！

新　叶：免疫细胞？我也想看看它们长什么样子。

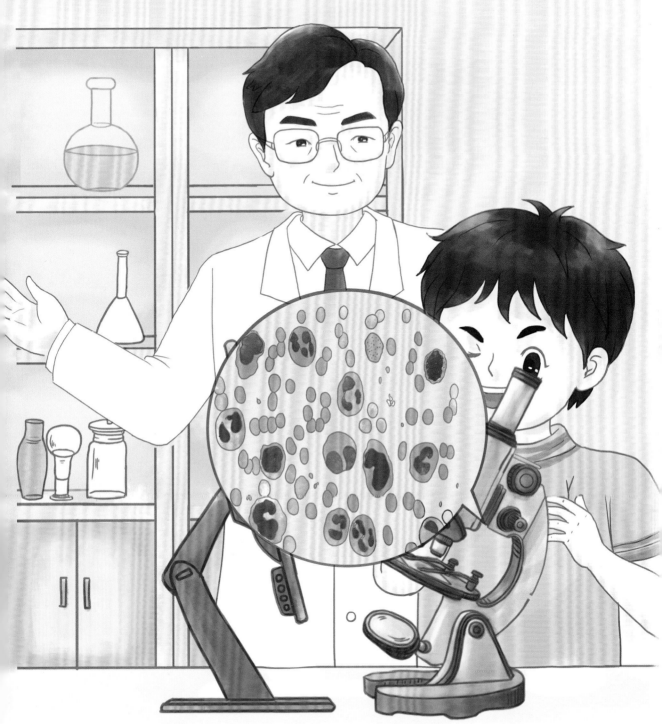

新　叶：咦！好多啊，它们这么小是怎么保护我们的啊？

王教授：别看它们个子小，它们可是我们身体里面的小卫士呢！它们和皮肤、
　　　　黏膜还有免疫器官构成了保护我们身体的三道防线。

新　叶：哇！王教授，快带我去看看吧！

王教授：好！现在就带你去参观人体王国。

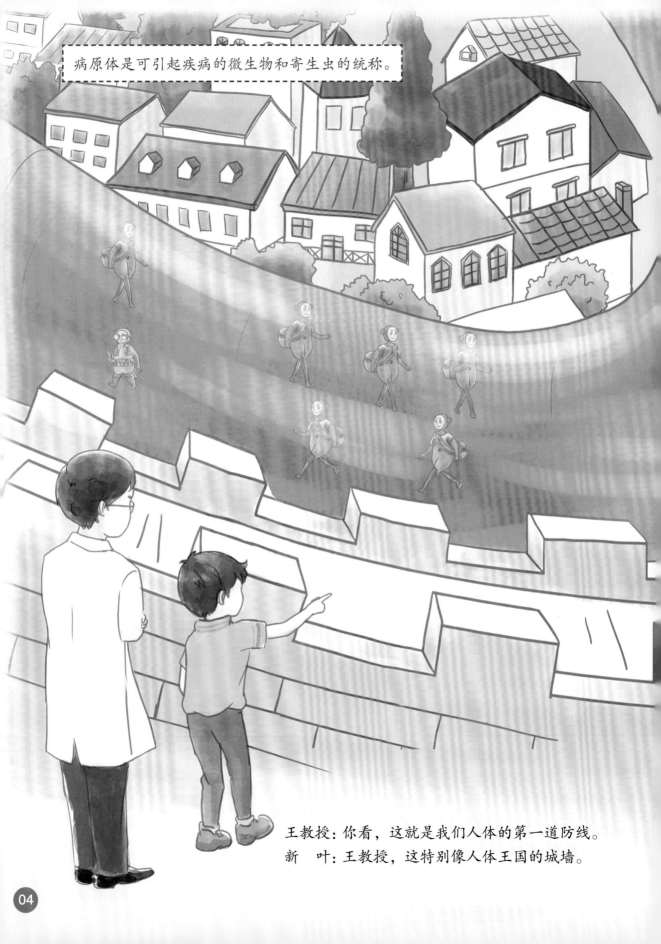

病原体是可引起疾病的微生物和寄生虫的统称。

王教授：你看，这就是我们人体的第一道防线。
新　叶：王教授，这特别像人体王国的城墙。

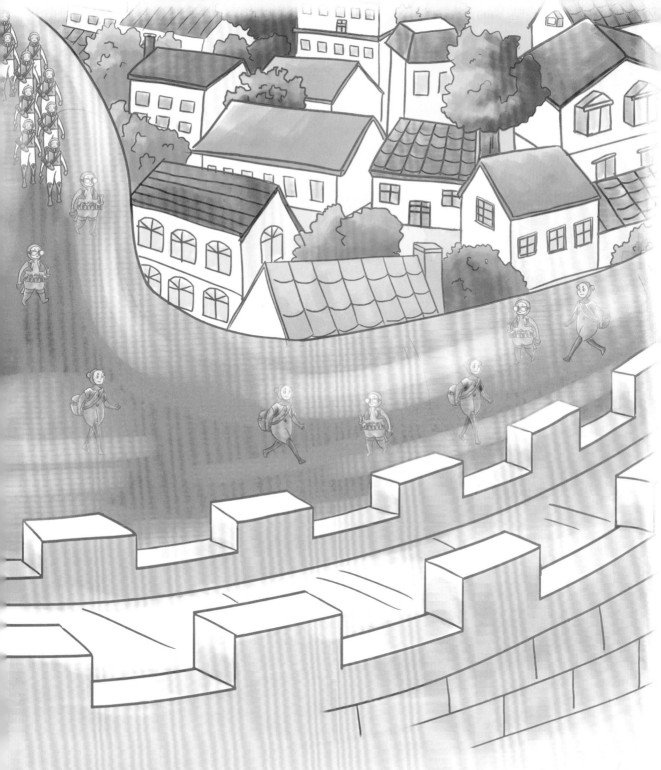

王教授：对，人体的第一道防线由皮肤、黏膜及其分泌物组成。皮肤就像人体王
　　　　国里的城墙一样，可以阻止外面的细菌、病毒等病原体侵入我们的身体。

新　叶：我明白了。

王教授：我们去人体王国里面，带你看看黏膜。

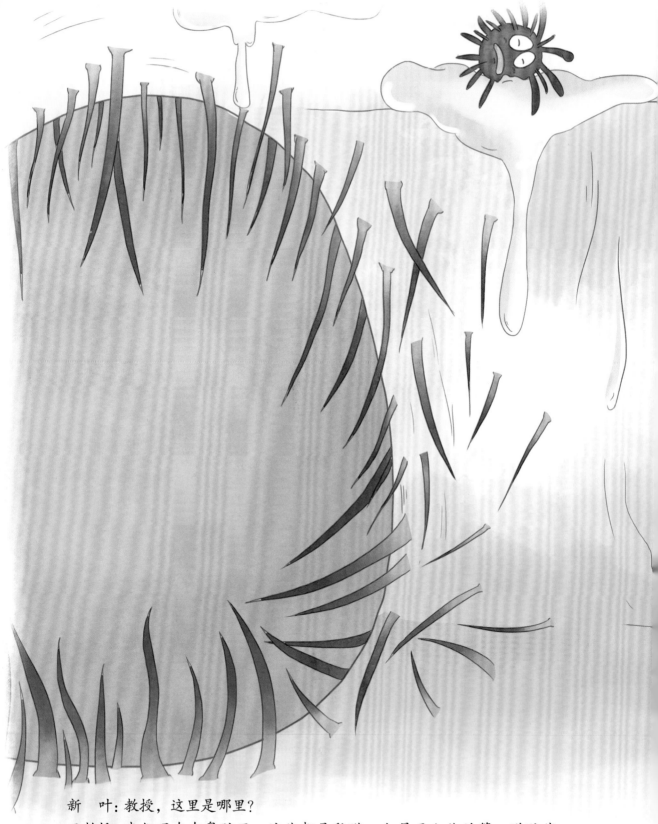

新　叶：教授，这里是哪里？

王教授：我们现在在鼻腔里，这些都是黏膜，也属于人体的第一道防线。

新　叶：怎么跟皮肤不一样啊？

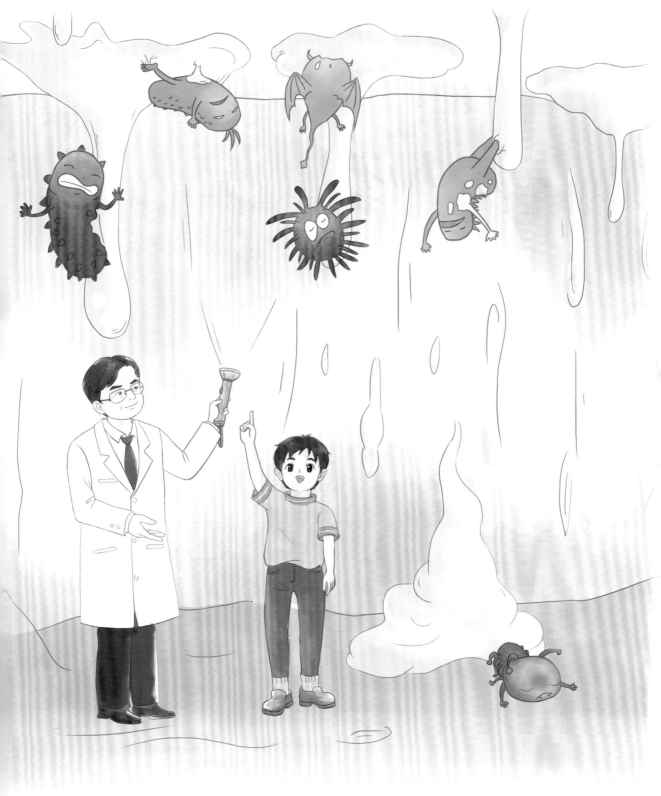

王教授：对，黏膜存在于很多器官的内表面，如口腔、鼻腔、胃肠道等，可以分泌很多有用的物质来保护我们的身体。

新　叶：哇，好神奇，那第二道防线在哪里呢？

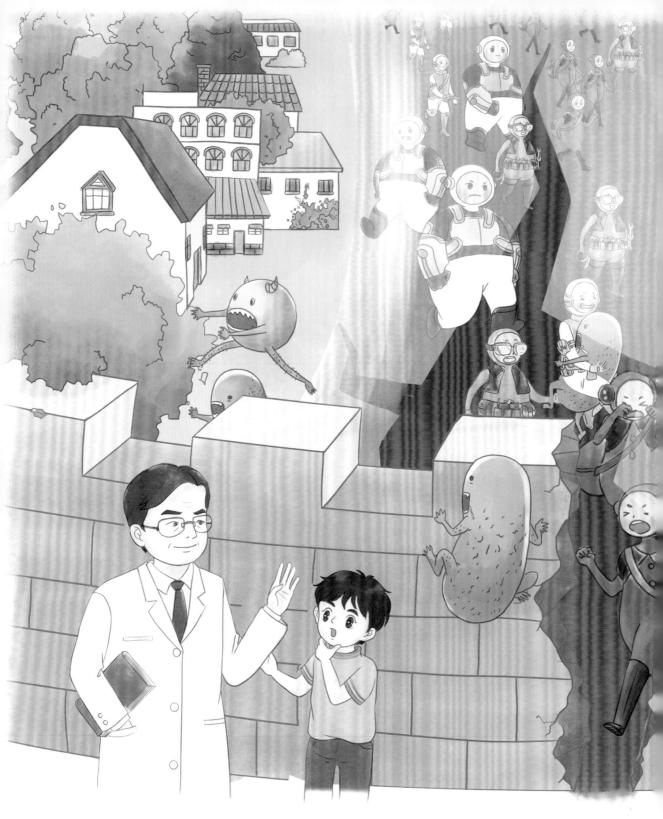

王教授：一旦病原体突破第一道防线进入我们的身体，第二道防线就会启动。体液中的杀菌物质及吞噬细胞就会将它们杀死，并清除掉。

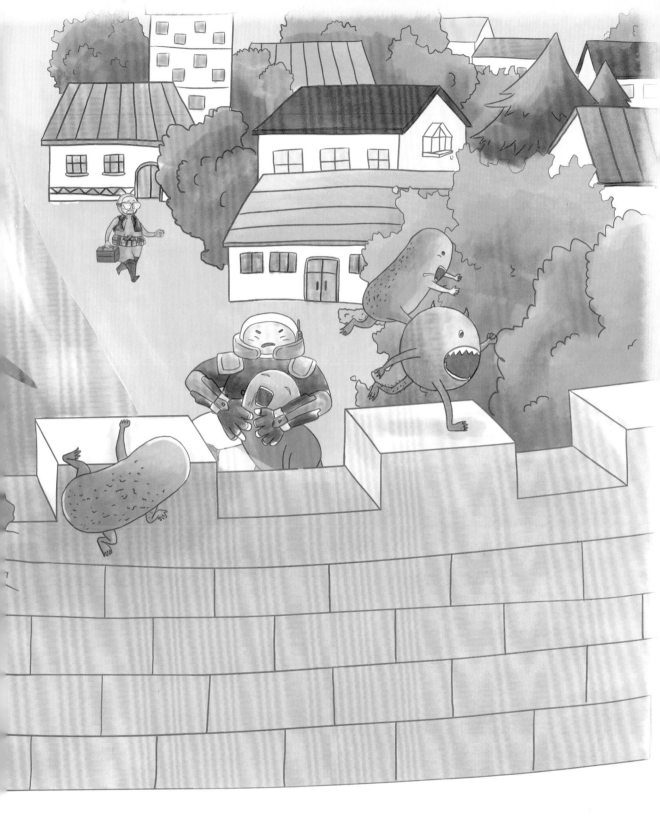

新　叶：明白了，第三道防线又是什么呢？

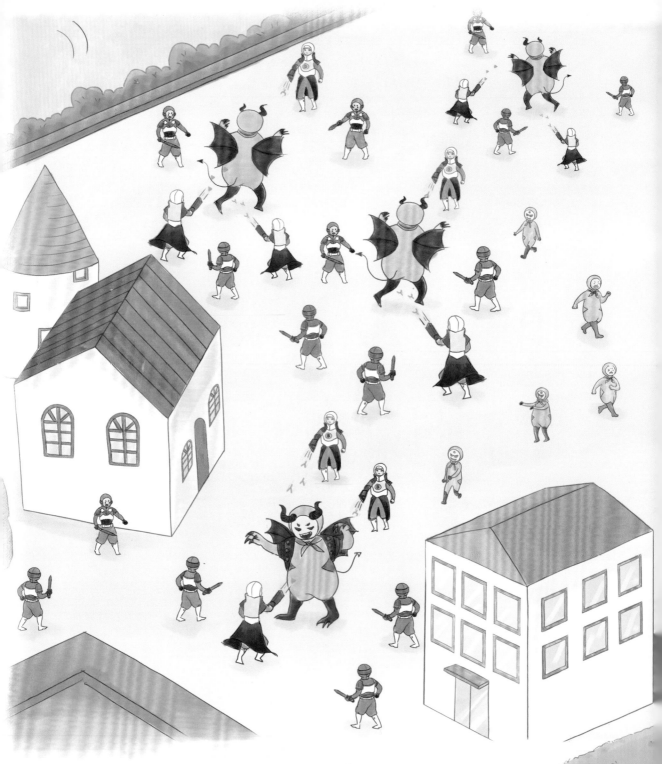

王教授：这些免疫细胞战士和免疫器官等组成了我们身体的第三道防线。

新　叶：看着很厉害的样子。

王教授：它们是我们身体里最后一道、也是最强的防线，能够杀伤癌细胞和被病
　　　　毒感染的细胞。

新　叶：哇！真是太神奇了！

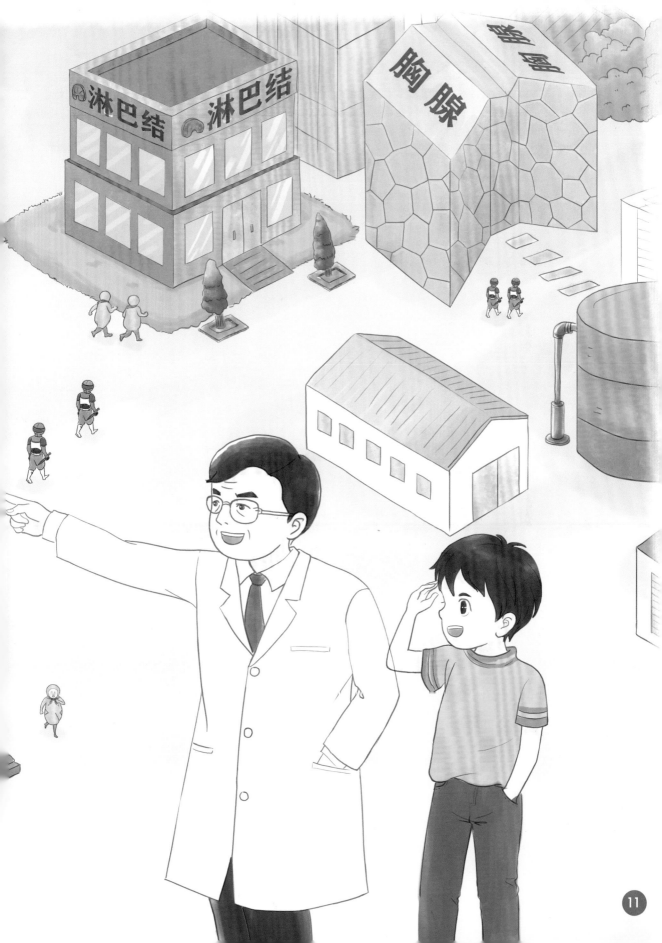

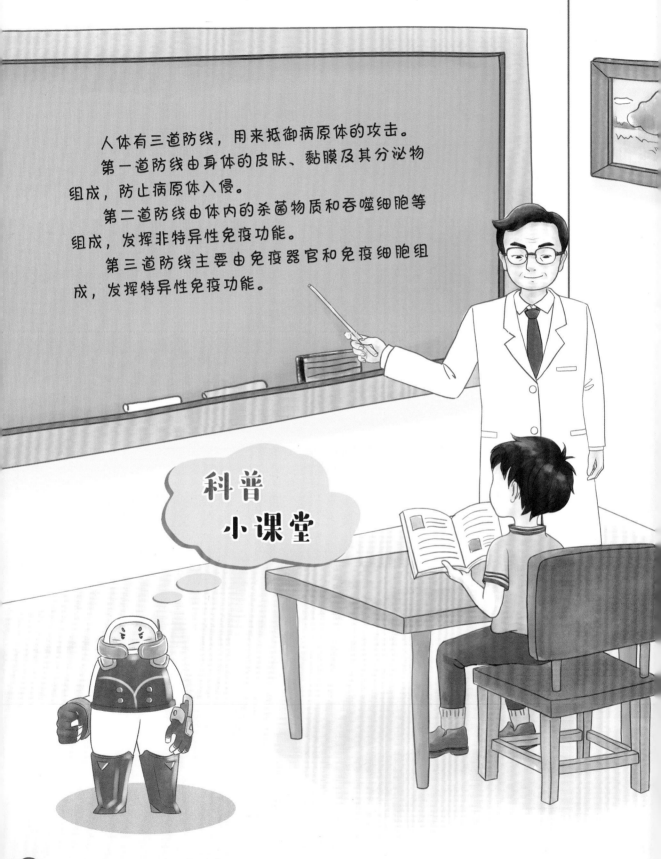

人体有三道防线，用来抵御病原体的攻击。

第一道防线由身体的皮肤、黏膜及其分泌物组成，防止病原体入侵。

第二道防线由体内的杀菌物质和吞噬细胞等组成，发挥非特异性免疫功能。

第三道防线主要由免疫器官和免疫细胞组成，发挥特异性免疫功能。

科普小课堂

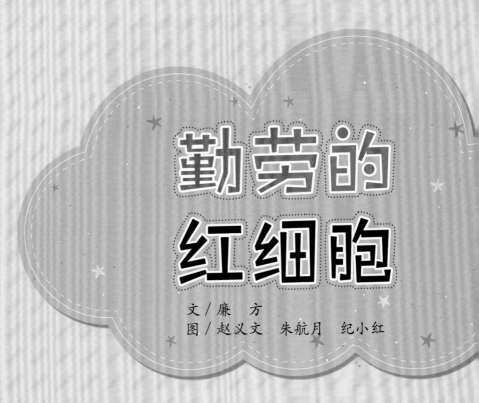

勤劳的红细胞

文/廉　方

图/赵义文　朱航月　纪小红

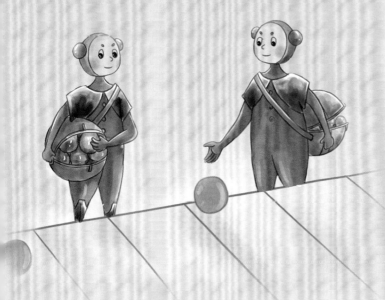

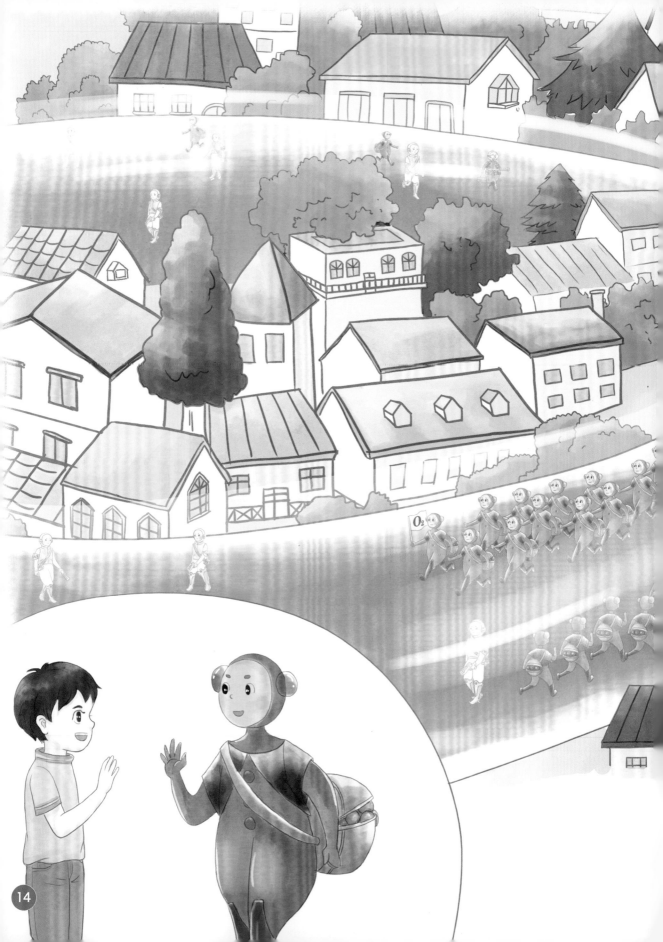

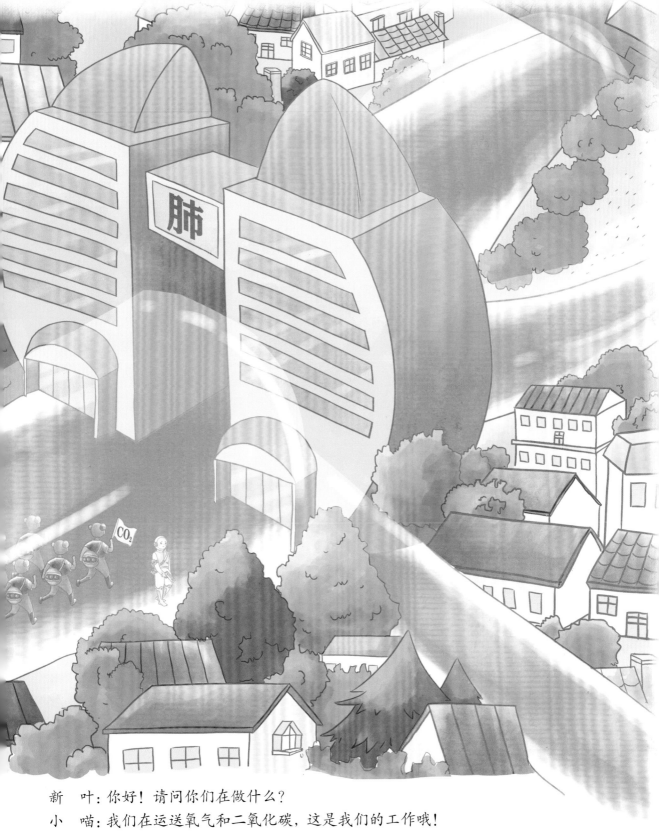

新　叶：你好！请问你们在做什么？

小　喵：我们在运送氧气和二氧化碳，这是我们的工作哦！

新　叶：哇，我能参观一下吗？

小　喵：好啊！欢迎参观！

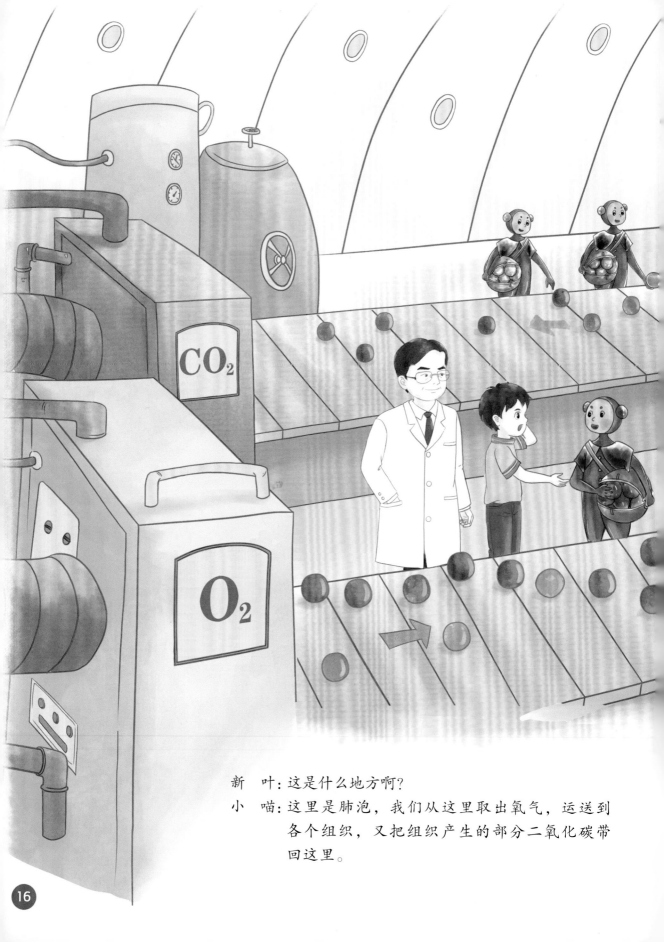

新　叶：这是什么地方啊？

小　喵：这里是肺泡，我们从这里取出氧气，运送到
　　　　各个组织，又把组织产生的部分二氧化碳带
　　　　回这里。

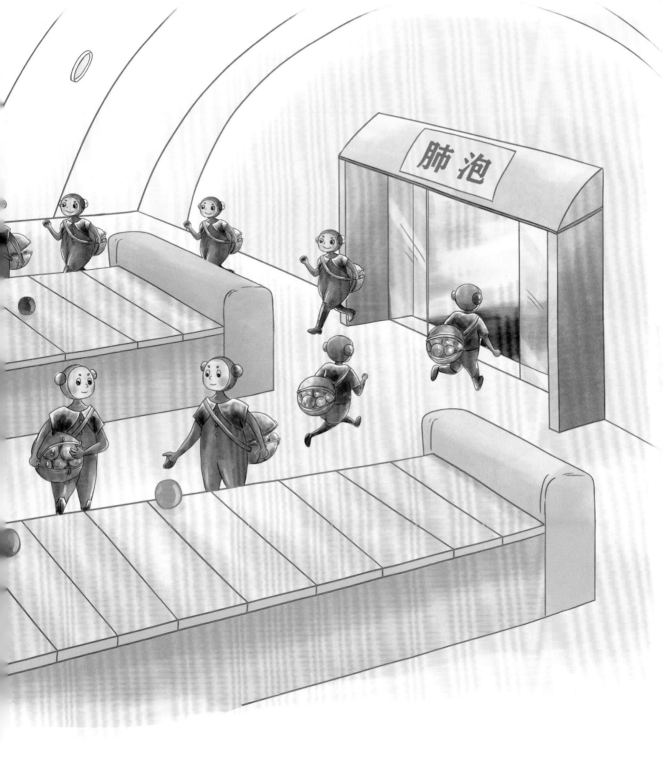

王教授：新叶你看，这些红细胞就像人体王国中的快递员。有了它们，人体才会有足够的氧气。人体内一旦缺氧，各器官就无法正常工作了。

新　叶：什么原因会造成这么严重的后果？

王教授：比如，一氧化碳（CO）中毒。

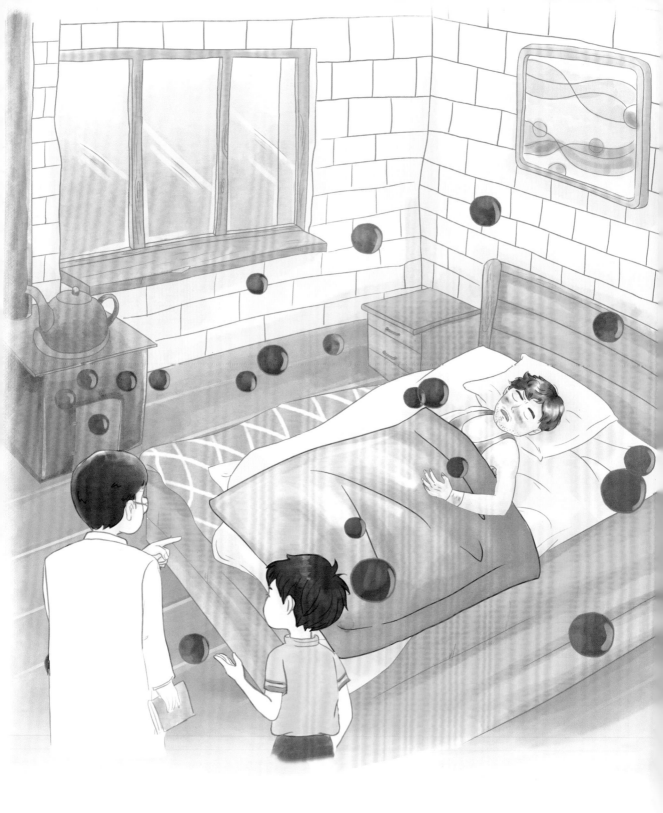

新　叶：王教授，那黑色的球是什么呀？

王教授：那是一氧化碳。在封闭的室内，煤炭不完全燃烧很容易产生一氧化碳。
　　　　因其无色无味，很难被察觉。

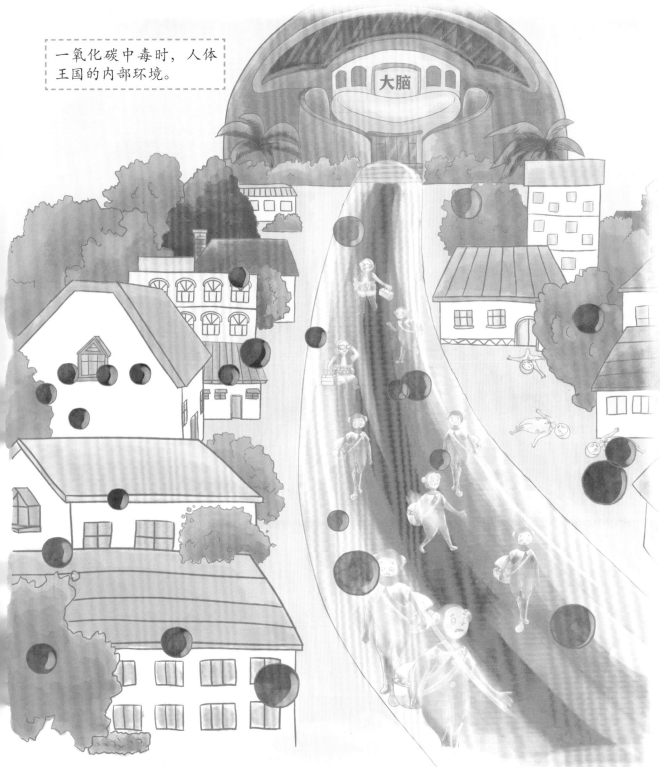

一氧化碳中毒时，人体
王国的内部环境。

新　叶：红细胞生病了吗？它们运送的既不是氧气也不是二氧化碳。

王教授：这是一氧化碳中毒！红细胞中的血红蛋白和一氧化碳的结合能力要比与
　　　　氧气的强多了。人体组织得不到氧气，就无法正常工作。若不及时处理，
　　　　会有生命危险。

新　叶：那该怎么办呢？快救救它！

一氧化碳中毒时的初步处理措施：①开窗通风；②将中毒患者搬离该环境，必要时进行心肺复苏；③拨打120，等待医务人员进一步救治。

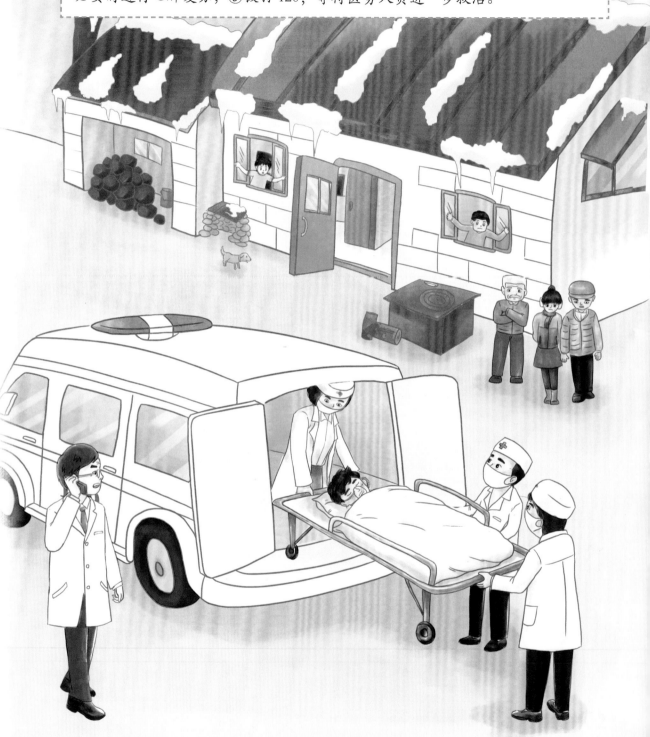

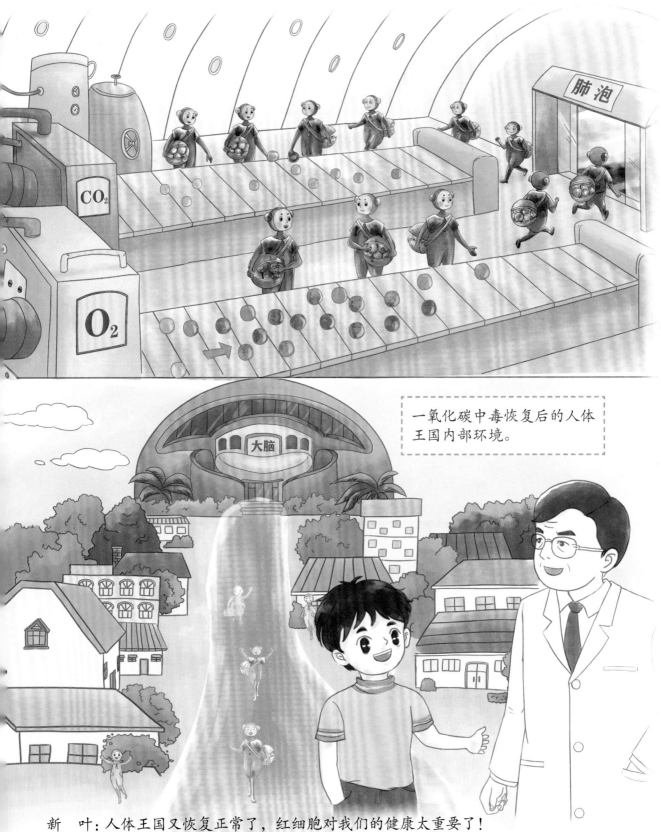

一氧化碳中毒恢复后的人体王国内部环境。

新　叶：人体王国又恢复正常了，红细胞对我们的健康太重要了！

王教授：是啊！不光是红细胞，我们身体里还有很多细胞在尽心尽力地工作，保卫我们的身体！

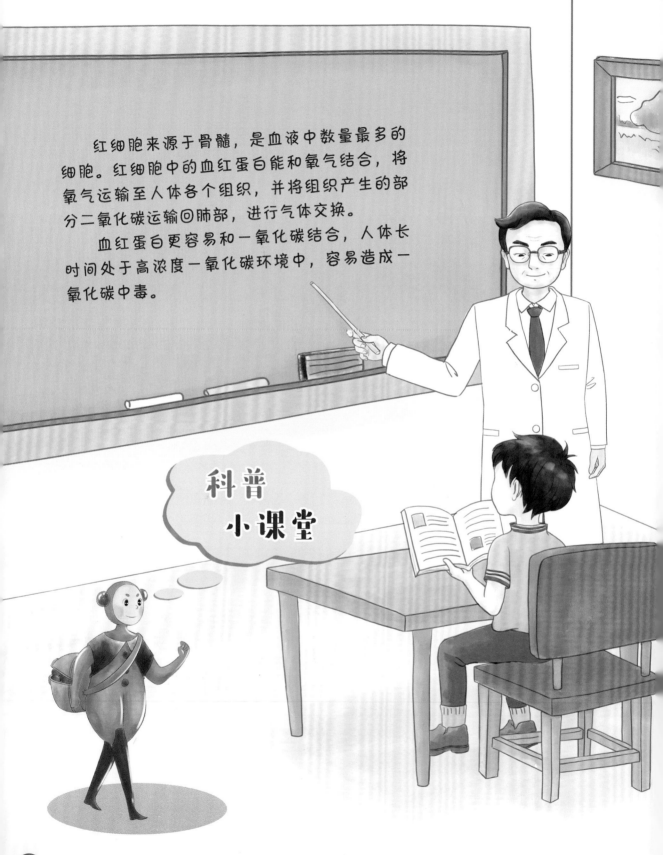

红细胞来源于骨髓，是血液中数量最多的细胞。红细胞中的血红蛋白能和氧气结合，将氧气运输至人体各个组织，并将组织产生的部分二氧化碳运输回肺部，进行气体交换。

血红蛋白更容易和一氧化碳结合，人体长时间处于高浓度一氧化碳环境中，容易造成一氧化碳中毒。

科普
小课堂

巡逻战士消灭细菌怪物

文／廉　方

图／王佳易　朱航月　纪小红

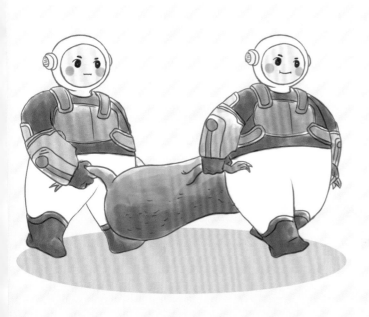

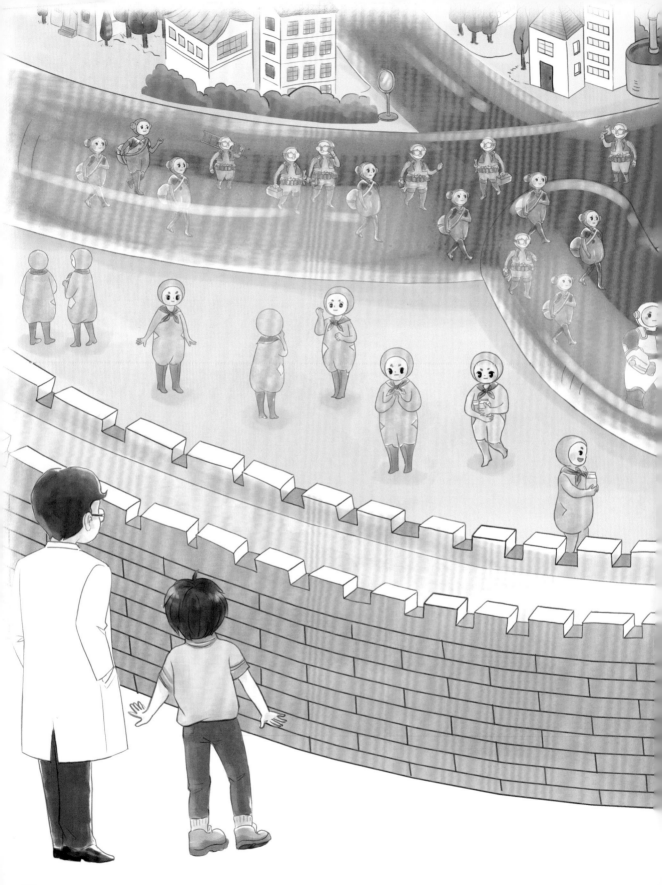

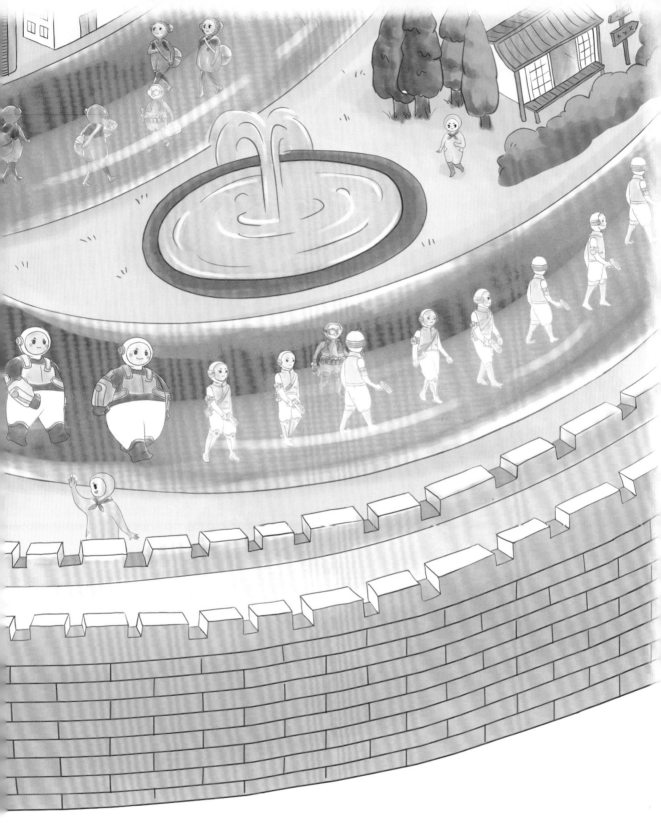

新　叶：咦，在血管内列队的巡逻战士是什么细胞呀？
王教授：它们是中性粒细胞和单核细胞。

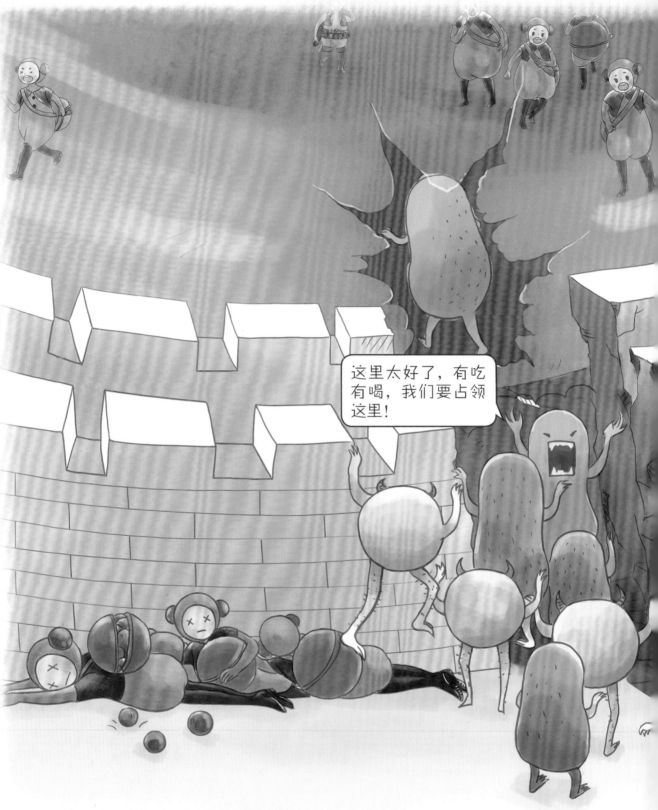

新　叶：好可怕！皮肤城墙破了！

王教授：我们生活环境里充满了各种细菌怪物，一旦皮肤破损有了伤口，这些怪
　　　　物就很容易侵入体内搞破坏。

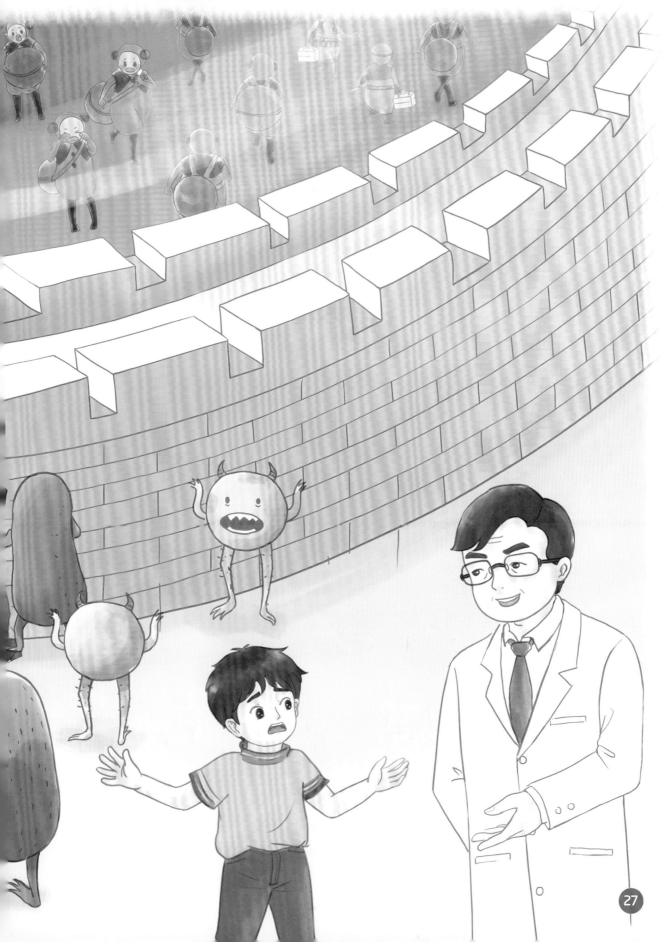

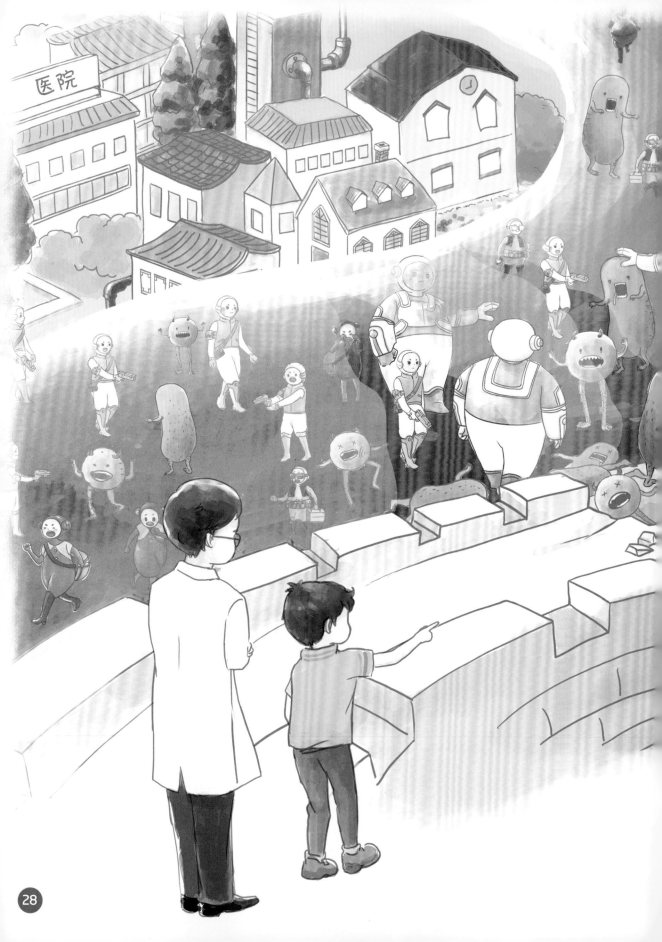

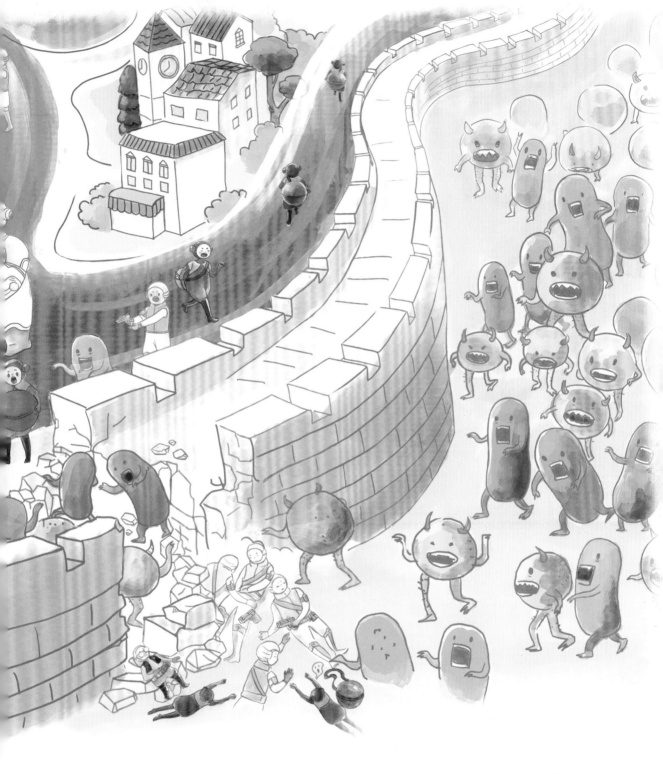

王教授：还好我们体内有免疫细胞战士，那是中性粒细胞战士和单核细胞战士，
　　　　它们会消灭那些细菌怪物的。

新　叶：太好了！那些破损的城墙怎么办？

王教授：不用害怕，你看，我们的血小板可是伤口的修理工！

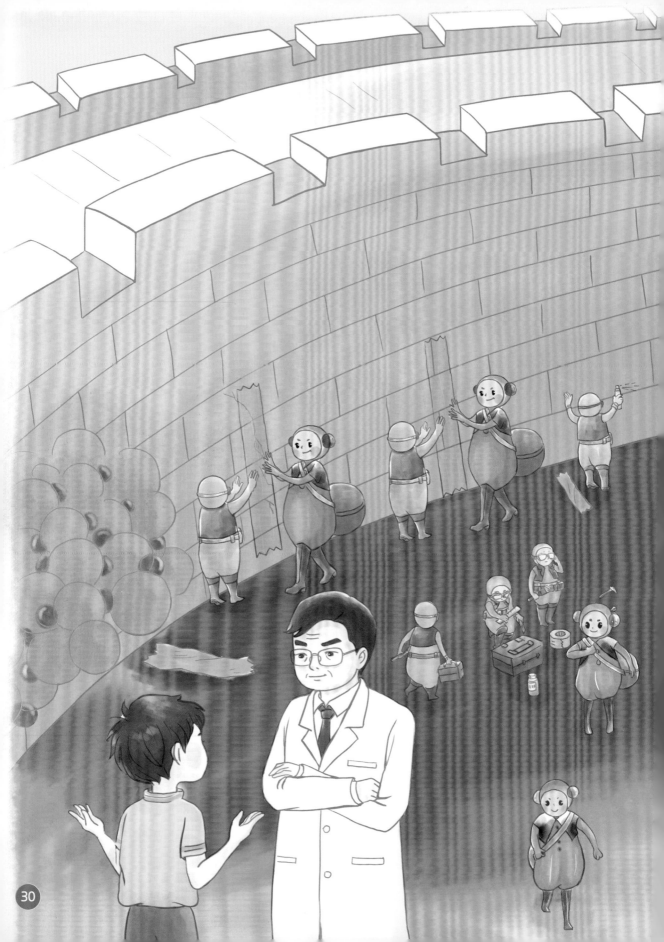

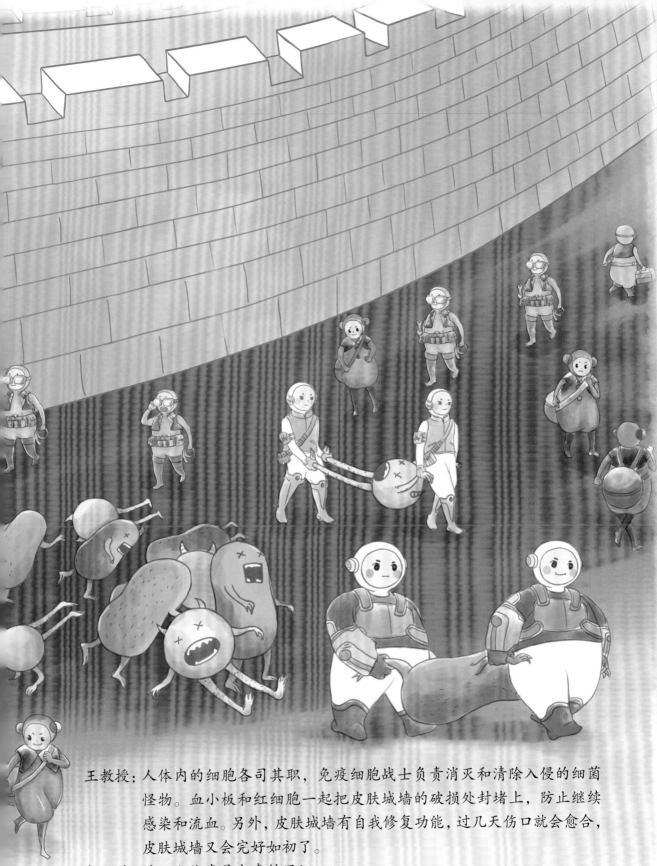

王教授：人体内的细胞各司其职，免疫细胞战士负责消灭和清除入侵的细菌怪物。血小板和红细胞一起把皮肤城墙的破损处封堵上，防止继续感染和流血。另外，皮肤城墙有自我修复功能，过几天伤口就会愈合，皮肤城墙又会完好如初了。

新　叶：哇！人体真是太奇妙了！

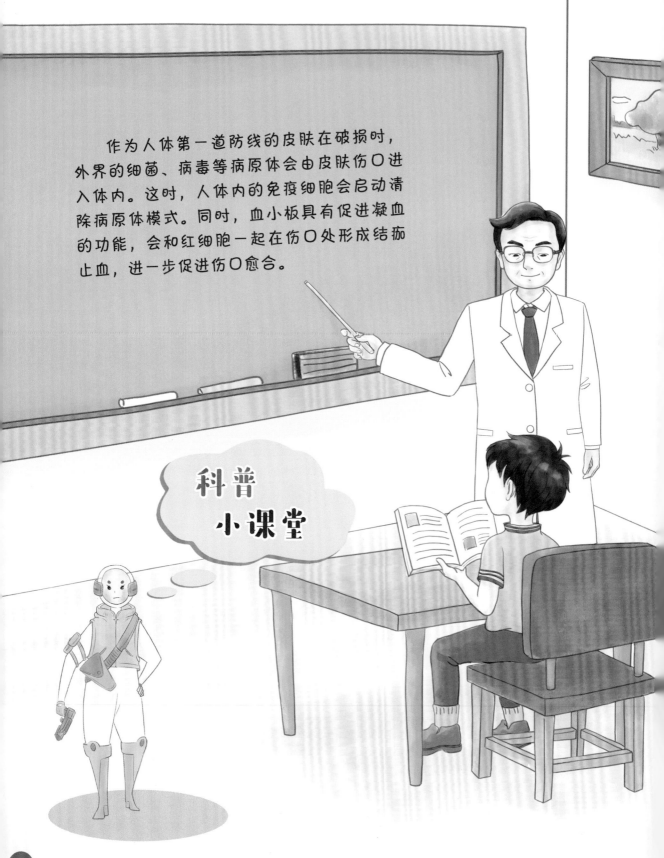

作为人体第一道防线的皮肤在破损时，外界的细菌、病毒等病原体会由皮肤伤口进入体内。这时，人体内的免疫细胞会启动清除病原体模式。同时，血小板具有促进凝血的功能，会和红细胞一起在伤口处形成结痂止血，进一步促进伤口愈合。

科普
小课堂

流感怪物入侵人体王国

文/廉　方
图/王佳易　朱航月　纪小红

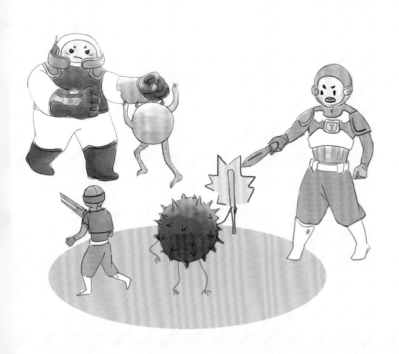

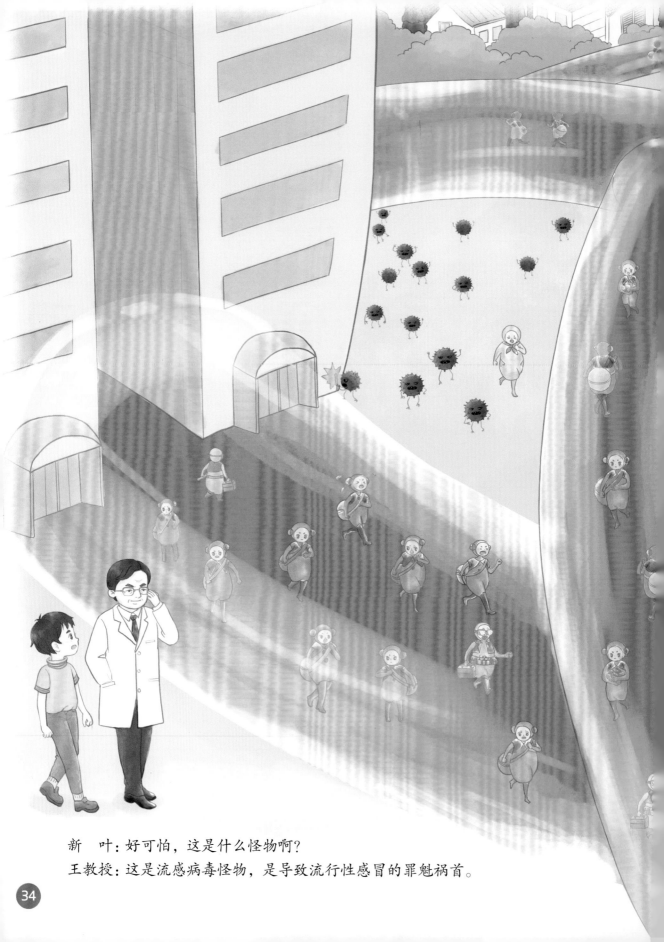

新　　叶：好可怕，这是什么怪物啊？

王教授：这是流感病毒怪物，是导致流行性感冒的罪魁祸首。

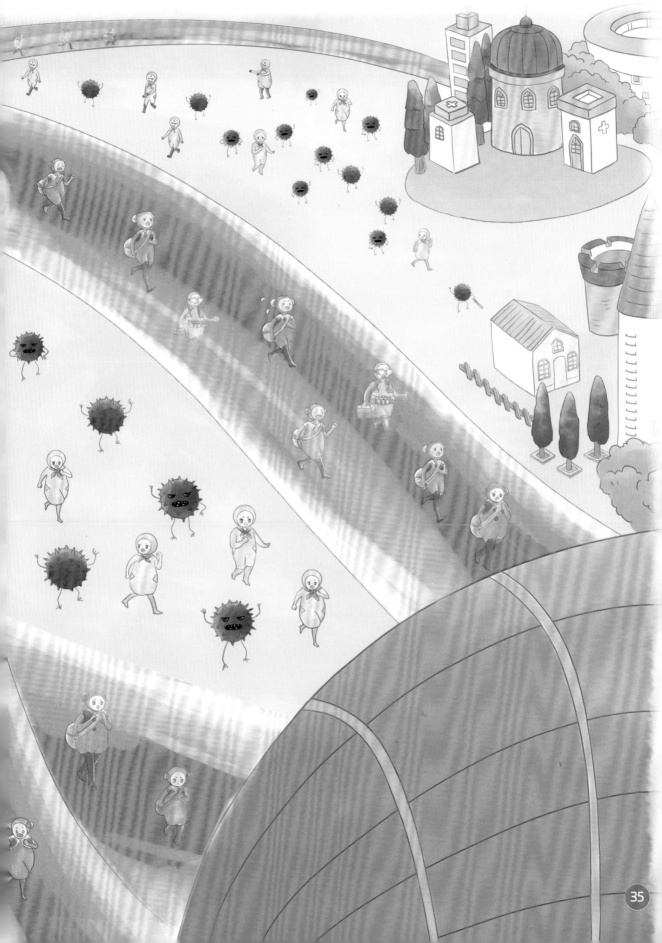

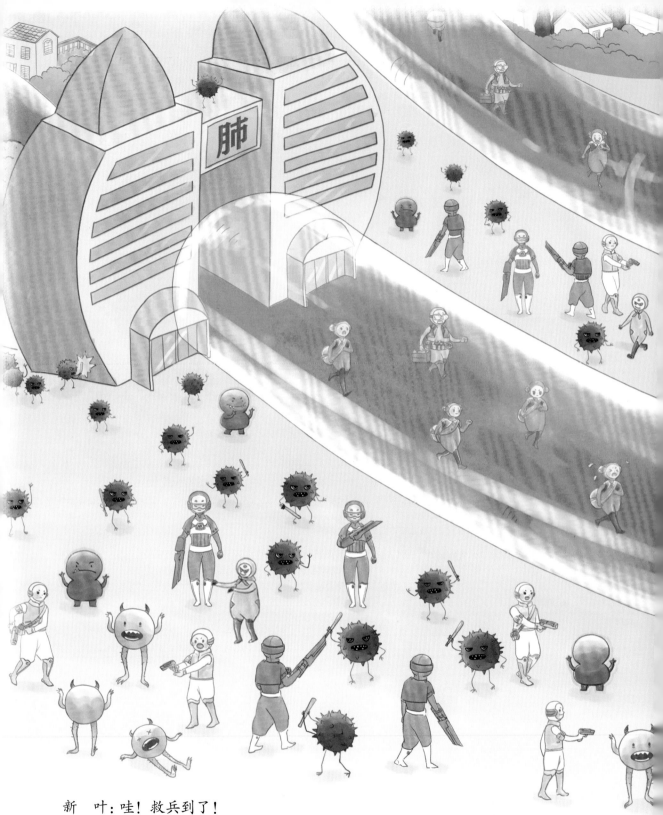

新　叶：哇！救兵到了！

王教授：NK 细胞战士也加入战斗了，但是流感病毒怪物比细菌怪物厉害多了，很
　　　　难被杀死，有时还会伴有其他细菌怪物入侵。

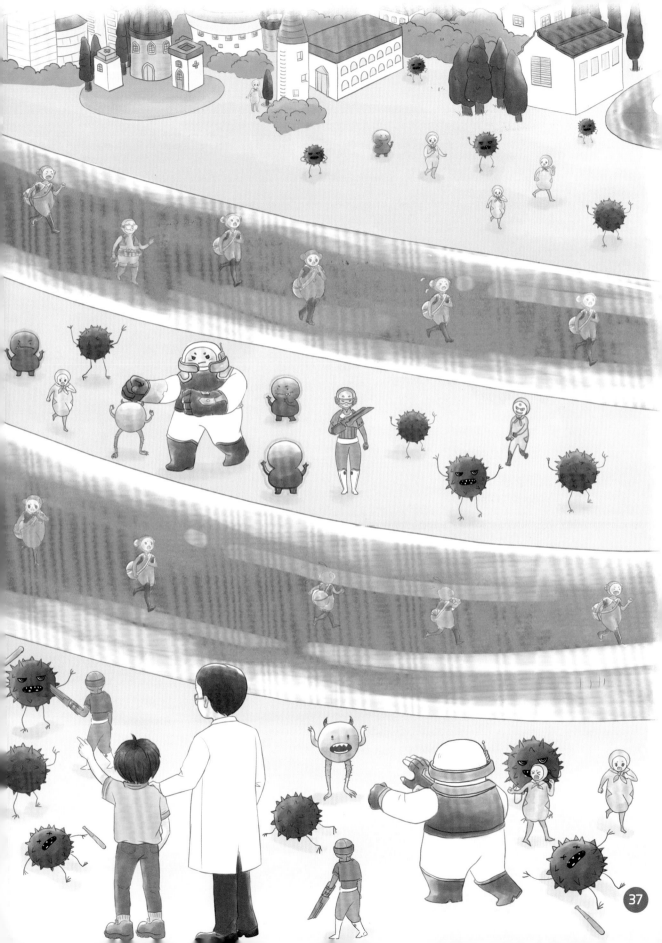

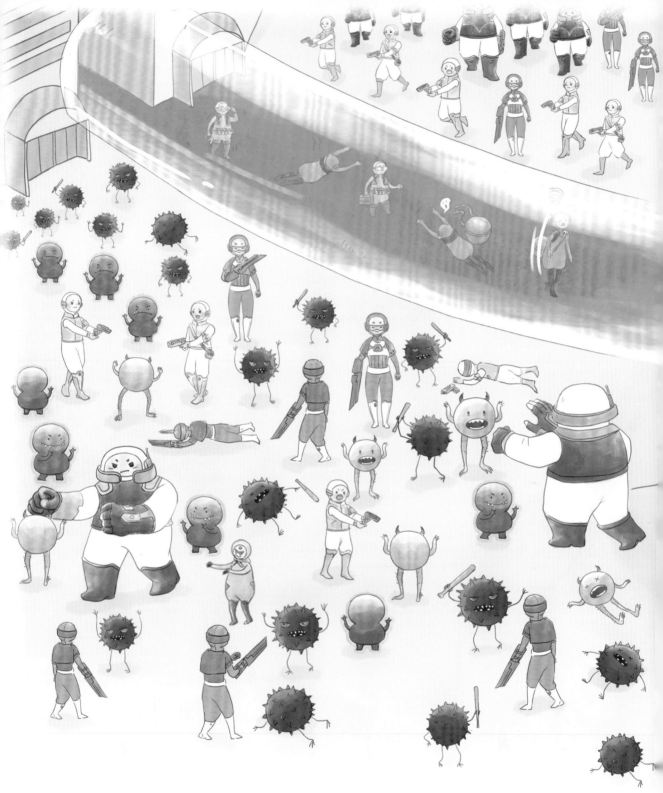

王教授：流感病毒怪物会导致我们的身体产生发热、头痛、肌肉酸痛等症状。如
果不及时把它们消灭掉，还会传染给其他人体王国。

新　叶：可是这么多病毒怪物入侵，我们需要更多的战士前来支援！

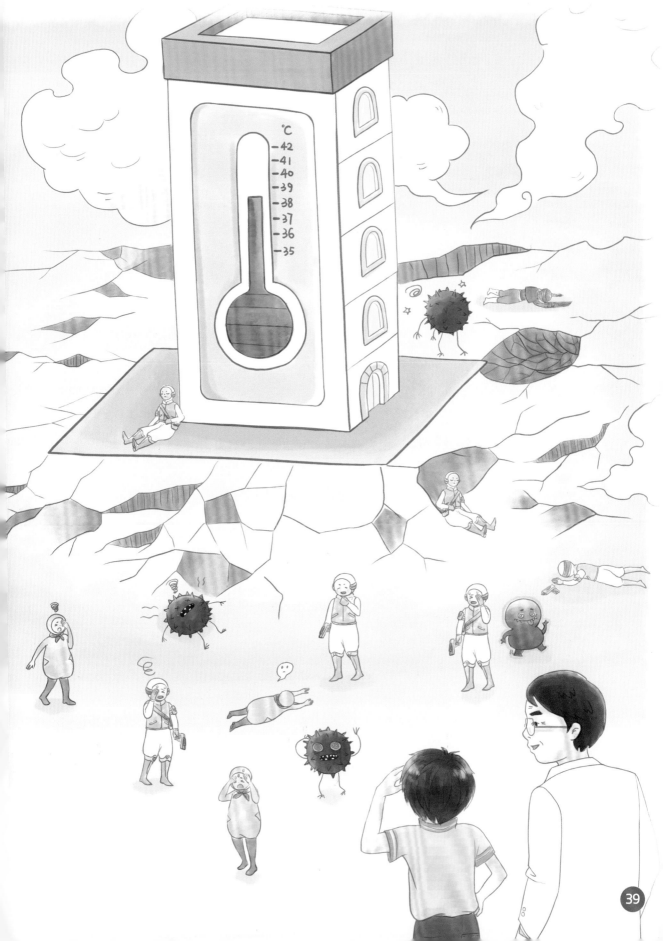

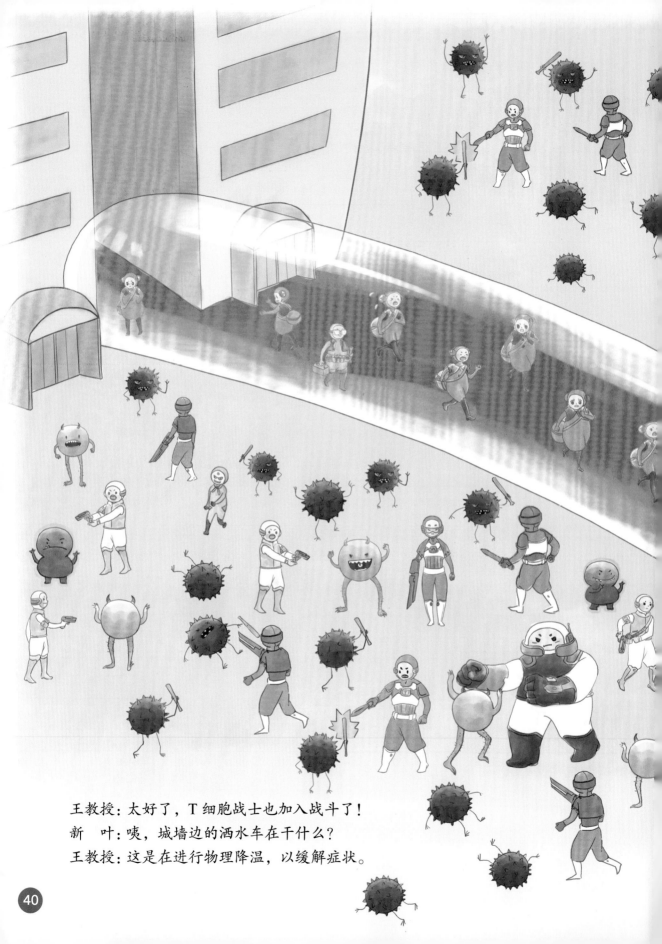

王教授：太好了，T细胞战士也加入战斗了！

新　叶：咦，城墙边的洒水车在干什么？

王教授：这是在进行物理降温，以缓解症状。

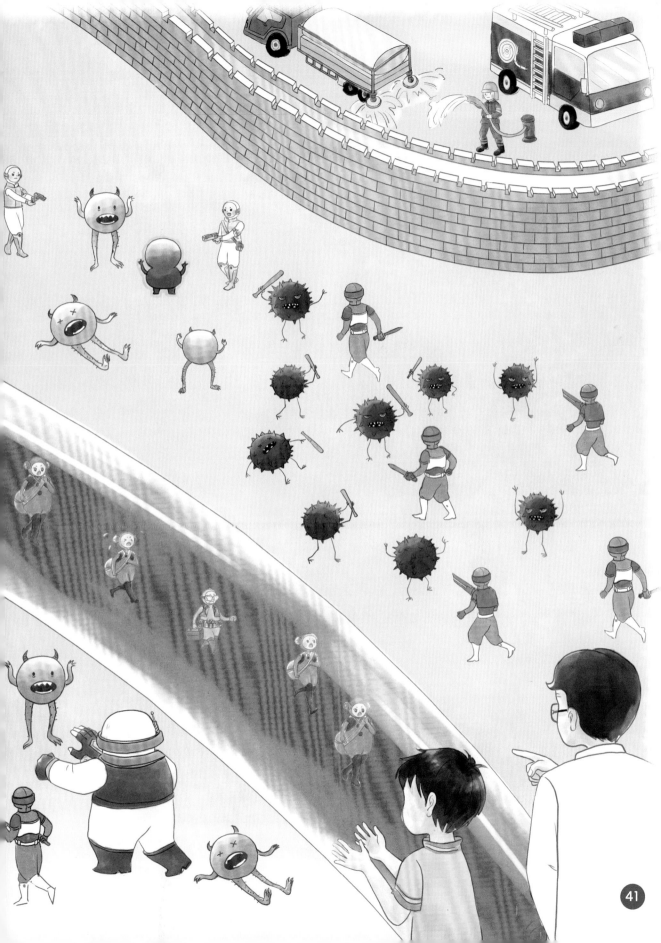

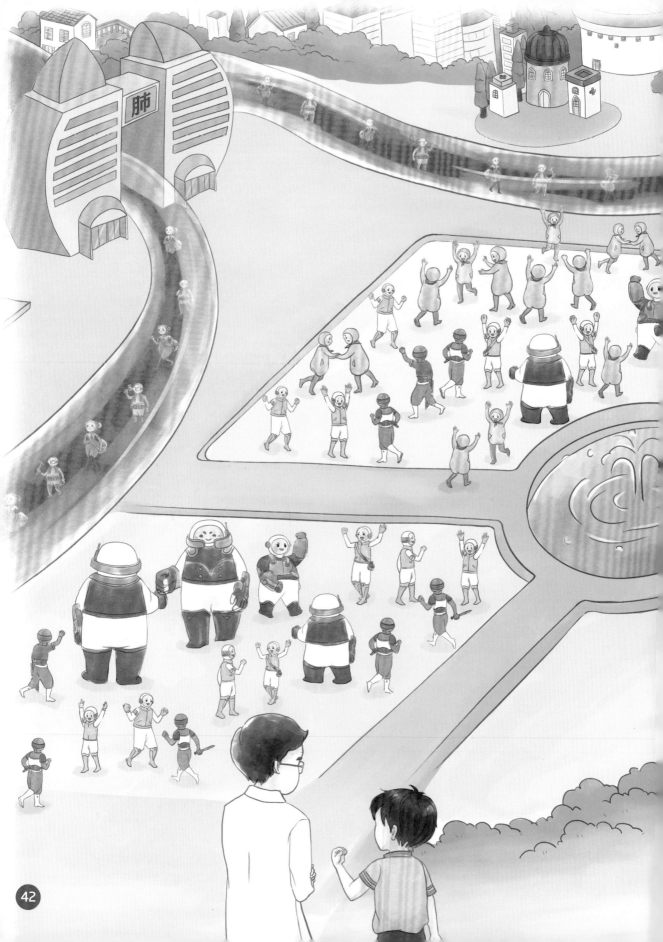

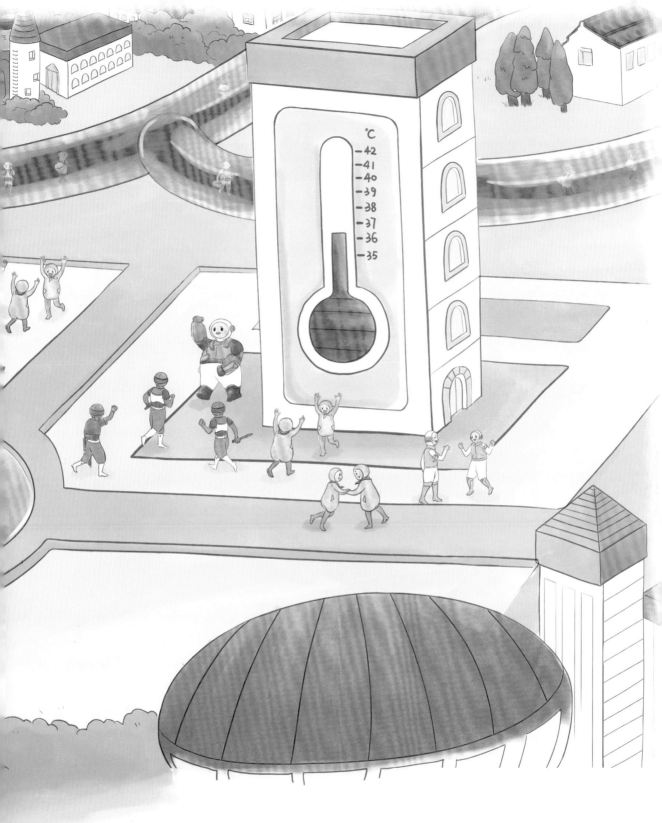

王教授：还好我们身体里有一个强大的免疫系统，才能抵抗流感病毒怪物的攻击。

新　叶：嘻嘻！真是太感谢这些保护我们的免疫细胞战士了！

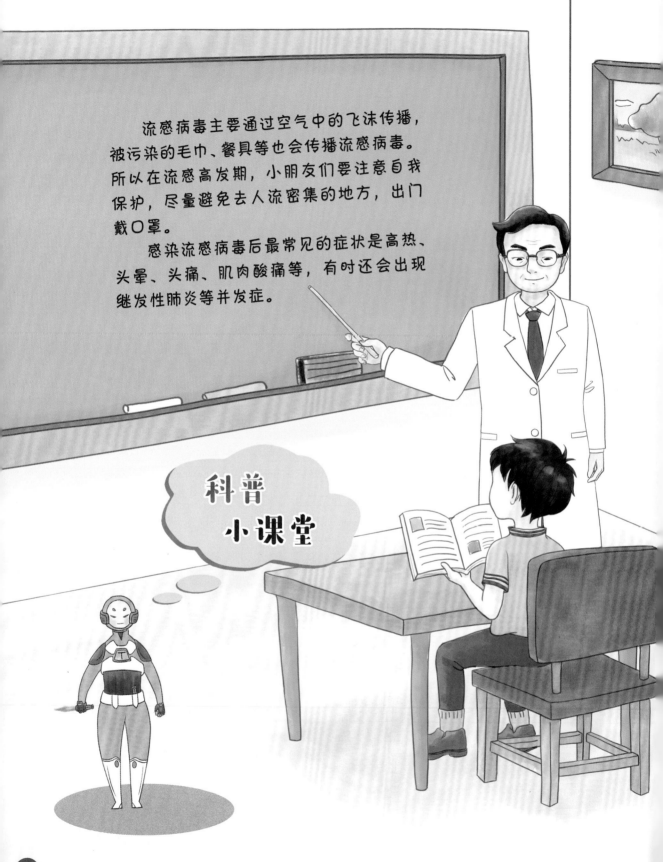

流感病毒主要通过空气中的飞沫传播，被污染的毛巾、餐具等也会传播流感病毒。所以在流感高发期，小朋友们要注意自我保护，尽量避免去人流密集的地方，出门戴口罩。

感染流感病毒后最常见的症状是高热、头晕、头痛、肌肉酸痛等，有时还会出现继发性肺炎等并发症。

科普
小课堂

超级战士围剿肿瘤怪物

文／廉　方

图／赵义文　王佳易　朱航月　纪小红

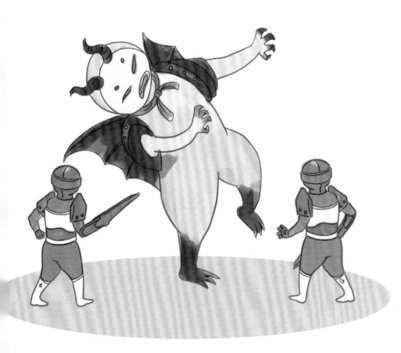

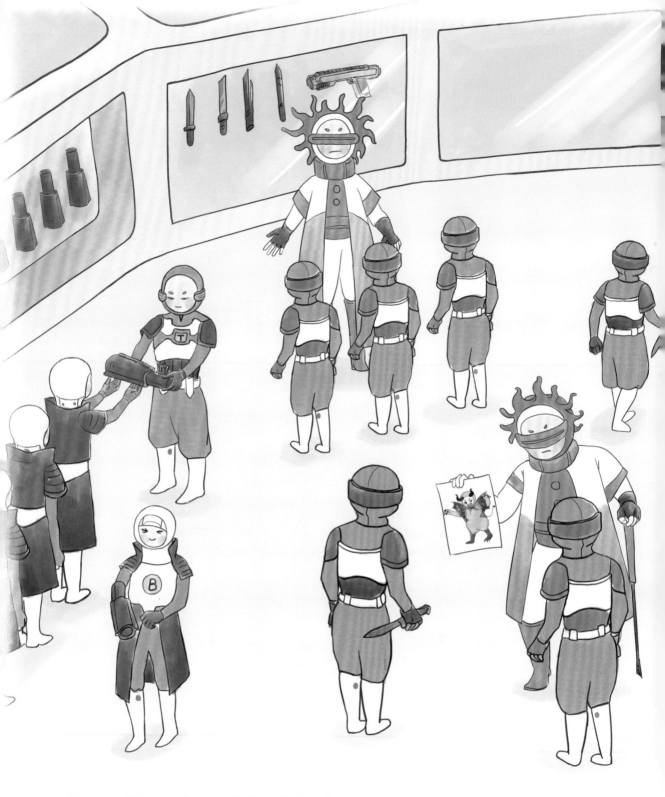

新　叶：那个头上怪怪的免疫细胞战士在做什么啊？

王教授：那是树突状细胞，也称作 DC 细胞。它能搜集到癌细胞怪物的信息，然
　　　　后将信息传递给 T 细胞战士，并协助它们识别癌细胞怪物。

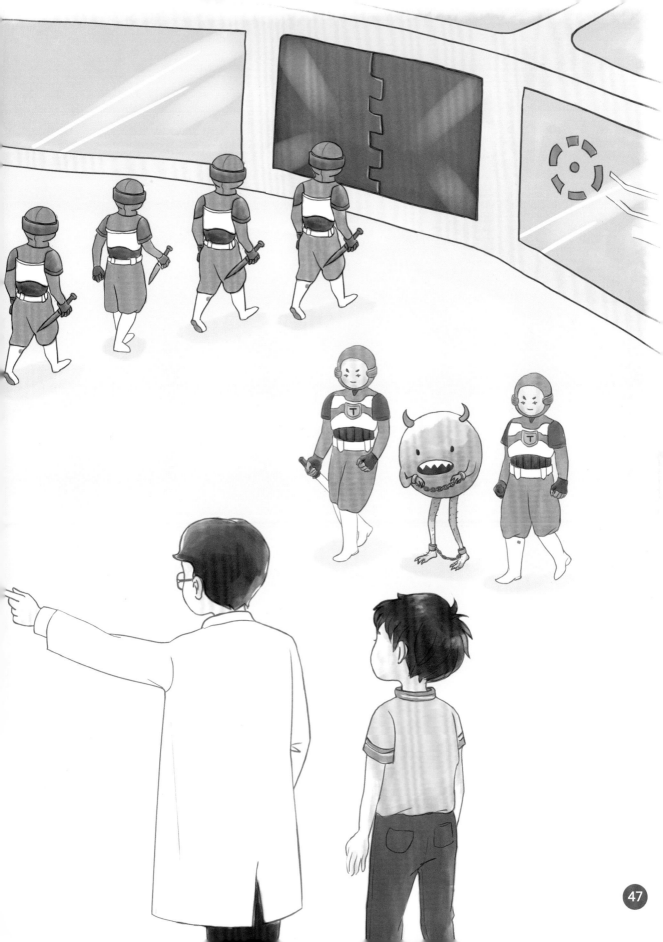

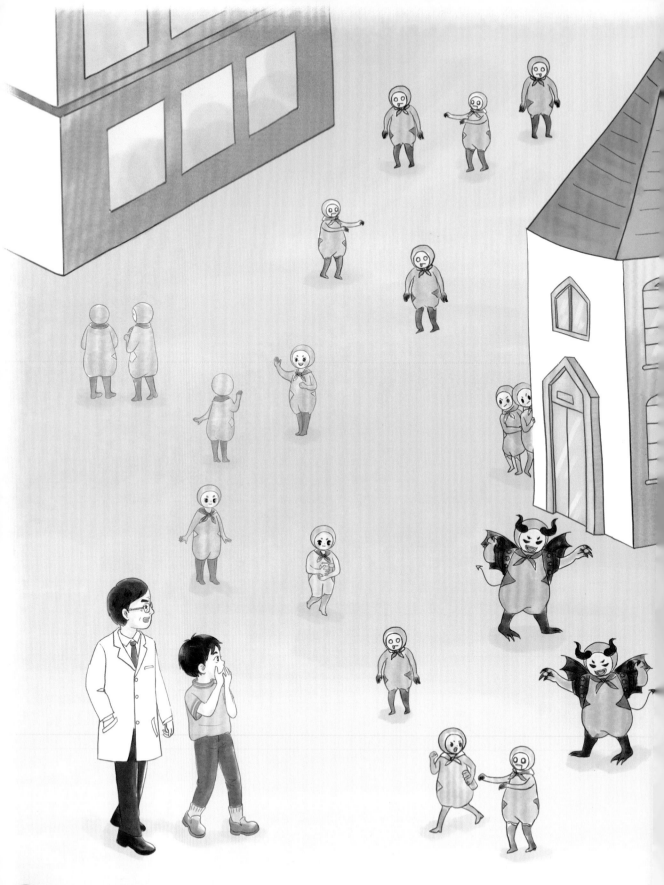

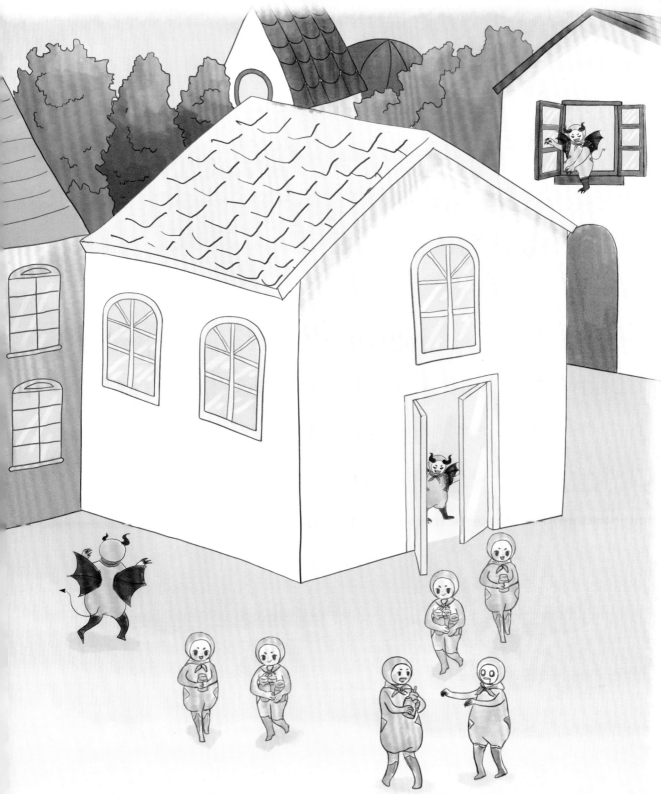

新　叶：快看！这些怪物太可怕了！

王教授：这就是传说中的癌细胞怪物，如果这些怪物不被消灭，它们很快就会在
　　　　人体内不断增殖，最后形成恶性肿瘤，也就是癌症。

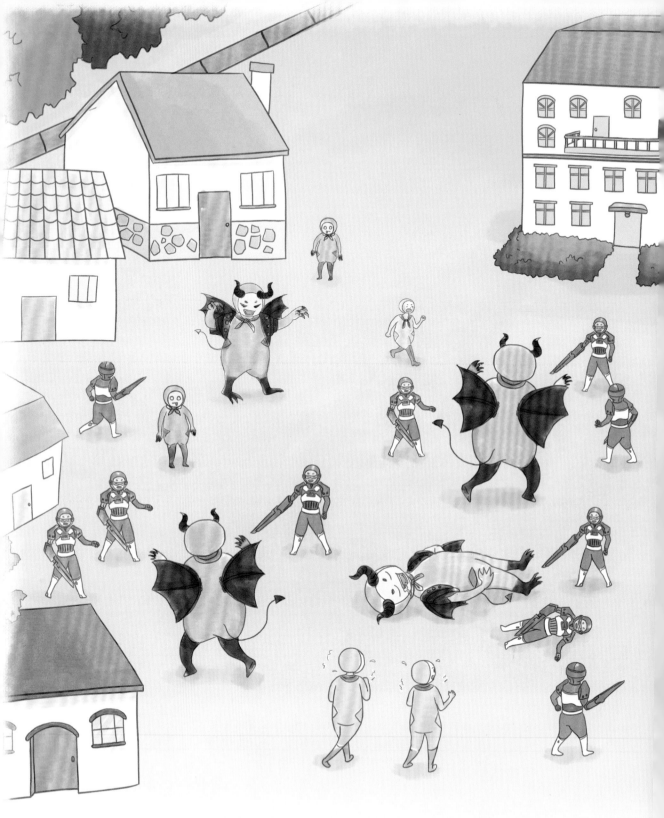

新　叶：王教授快看，援兵到了！

王教授：它们是 NK 细胞战士，能够识别和直接杀伤癌细胞怪物。

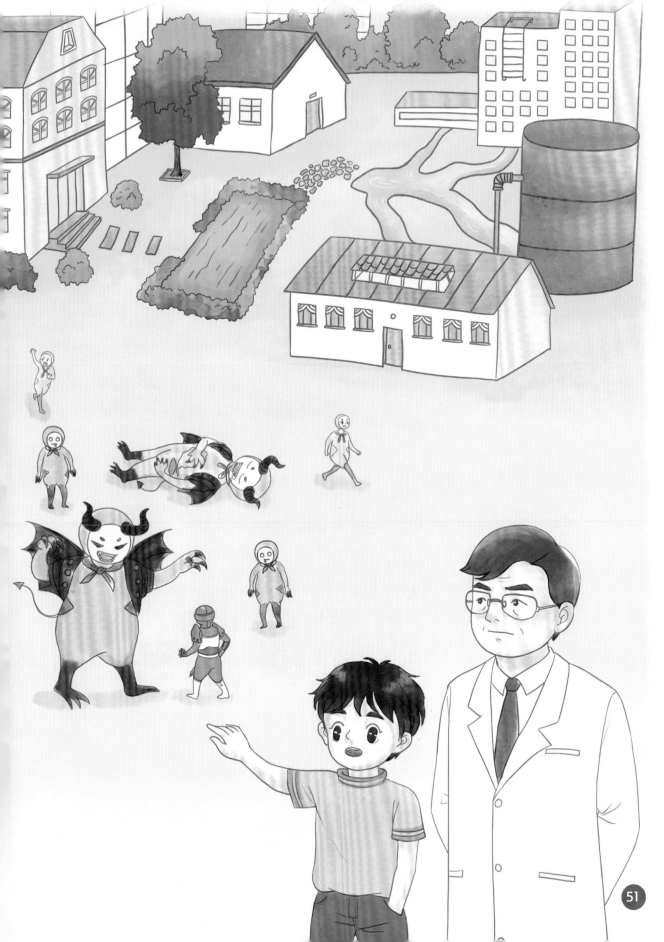

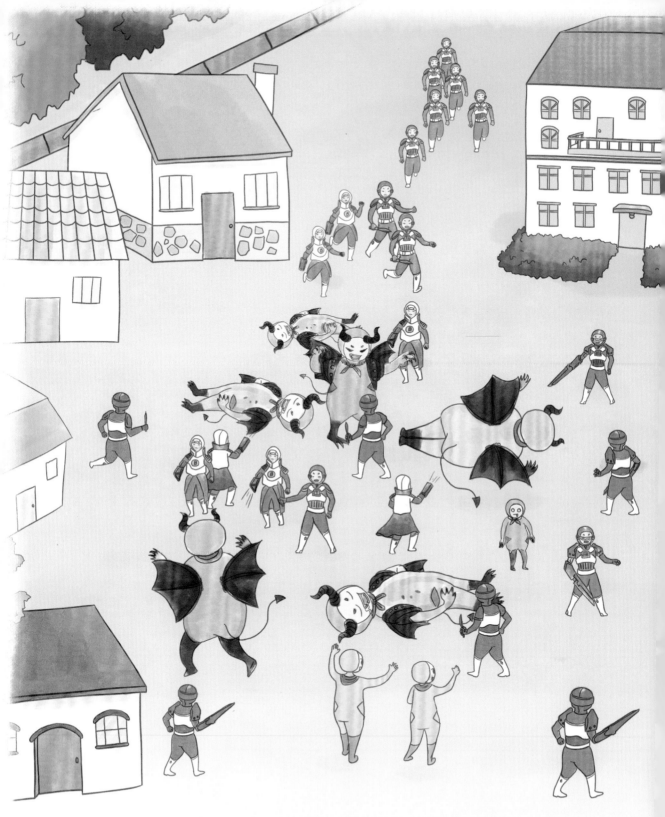

新　叶：哇！又有更多的免疫细胞战士赶来了！

王教授：T细胞战士、B细胞战士也来了，它们可都是癌细胞怪物的克星。

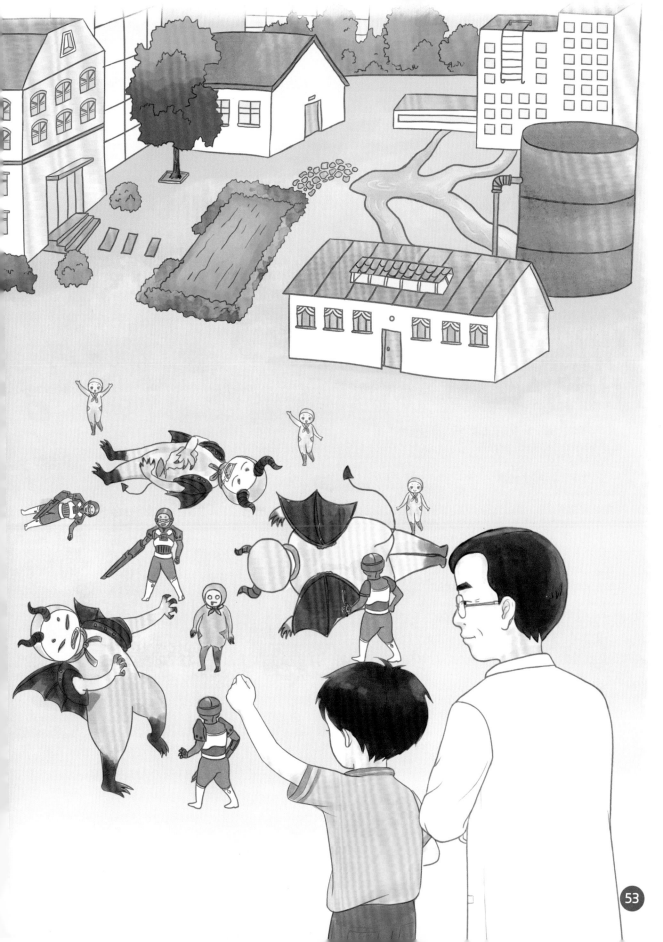

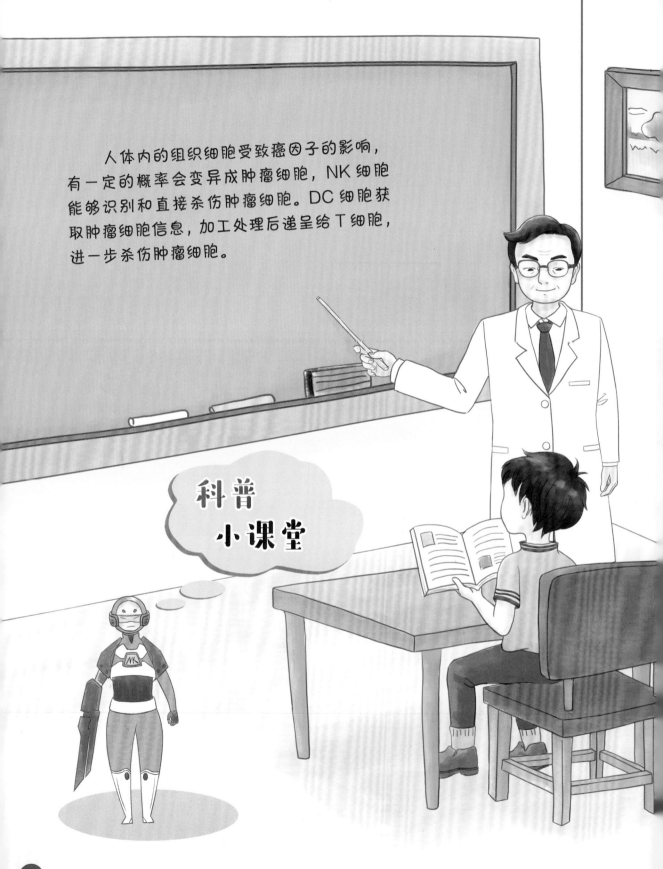

人体内的组织细胞受致癌因子的影响，有一定的概率会变异成肿瘤细胞，NK细胞能够识别和直接杀伤肿瘤细胞。DC细胞获取肿瘤细胞信息，加工处理后递呈给T细胞，进一步杀伤肿瘤细胞。

科普小课堂

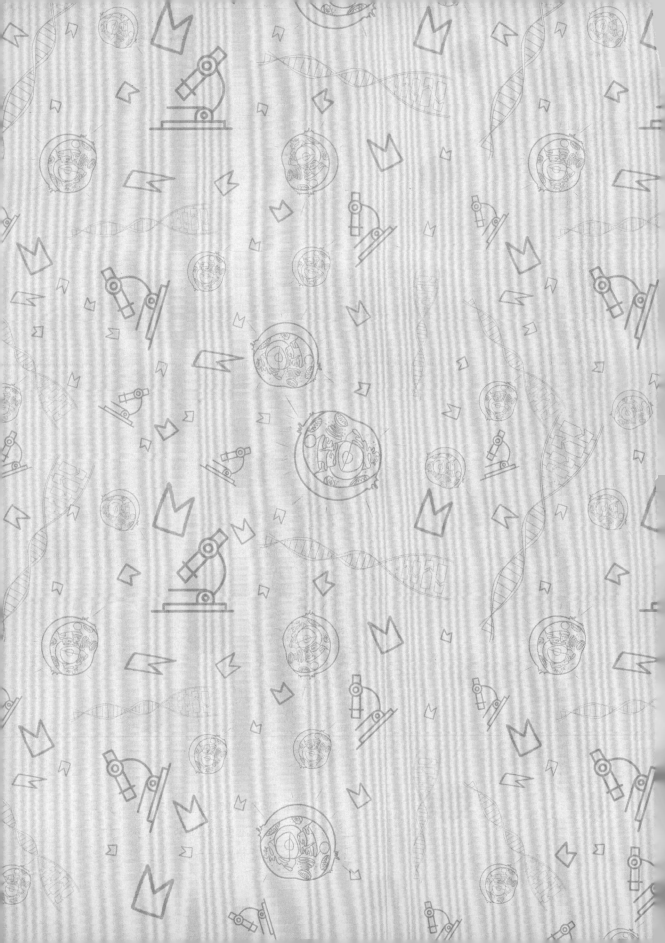